Generis
PUBLISHING

Abordaje del Riesgo Biológico en la Población Trabajadora

Jaime Alejandro Vargas Córdoba

Title: ***Abordaje del Riesgo Biológico en la Población Trabajadora***

ISBN: 979-8-89966-010-8

Author: Jaime Alejandro Vargas Córdoba

Cover image: www.pixabay.com

Publisher: Generis Publishing
Online orders: www.generis-publishing.com
Contact email: info@generis-publishing.com

ABORDAJE DEL RIESGO BIOLOGICO EN LA POBLACION TRABAJADORA

JAIME ALEJANDRO VARGAS CORDOBA

MEDICO LABORAL

INDICE

INTRODUCCION

Tradicionalmente el riesgo biomecánico y los desórdenes osteomusculares han sido los protagonistas de los programas de Salud Ocupacional, ya que por prevalencia y casuística son aquellos que por lo general se han destacado desde siempre en todas las organizaciones sin importar sus características.

A pesar de lo anterior, en los últimos años, otros riesgos y enfermedades han ganado visibilidad, uno de ellos ha sido el psicosocial y las enfermedades de la esfera mental, a tal punto que incluso han obligado a modificar la legislación sobre temas laborales en varios países del mundo.

Pero sin duda el gran evento en cuanto a salud pública que ha impactado a la humanidad en este siglo ha sido la pandemia del COVID 19, hecho que nos cambió la vida a todos y que marcó un antes y un después en el abordaje de las problemáticas de salud a nivel de las comunidades, es claro que las empresas al igual que los países no estaban preparados para enfrentar un desafío de gran magnitud como este, han sido desde entonces 5 años de retos pero también de aprendizajes donde los sistemas de salud a nivel mundial están adquiriendo un grado de madurez que sin duda permitirá enfrentar en el futuro otras situaciones semejantes con un mayor nivel de preparación.

Con lo anterior, nuevamente la ciencia y la Salud Ocupacional se han volcado a poner de relieve el riesgo biológico como protagonista, se han creado múltiples guías de manejo tanto a nivel de Salud Pública como de Salud Ocupacional que han integrado los últimos avances en la materia con el fin de brindar herramientas en su manejo y mitigación, así mismo cada vez se encuentra mayor asociación entre las enfermedades infecciosas que también generan gran impacto a los Sistemas De Salud a nivel Mundial y generan elevados costos financieros y humanos a las empresas en el ámbito laboral.

Por esta razón el objetivo de esta publicación es poder brindar a la comunidad científica y a las empresas en general, herramientas que permitan realizar un adecuado abordaje del riesgo biológico, tanto en su identificación como en su mitigación e intervención, mostrando de una manera práctica y sencilla la fisiopatología de las enfermedades más frecuentes asociadas al riesgo biológico , además los elementos epidemiológicos que se deben tener en cuenta en el diseño de estudios clínicos y Sistemas de Vigilancia Epidemiológica que permitan realizar una gestión efectiva en pro del bienestar de la población trabajadora, sus familias, mejorar la productividad de las empresas y disminuir costos a los Sistemas de Salud en el mundo.

!Bienvenid@s, y espero que esta obra sea de su agrado!

CAPITULO I

PRINCIPALES ENFERMEDADES INFECCIOSAS PRESENTES EN LA POBLACION TRABAJADORA

GENERALIDADES

Según la Organización Internacional del Trabajo (OIT) para 2021 se reportaron a nivel mundial 310000 muertes ocupacionales derivadas de enfermedades transmisibles de las cuales 120000 se asociaron en el COVID 19. (1)

En América la Organización Panamericana de la Salud (OPS) estimó para 2017 que un grupo de enfermedades transmisibles, como la infección por el VIH/sida, la tuberculosis, la malaria y las enfermedades infecciosas desatendidas, representaron el 6% de la carga total de años de vida ajustados en función de la discapacidad (AVAD) en todos los grupos etarios y en ambos géneros. Ese mismo grupo de enfermedades provocaron 7% de la mortalidad total. Si se incluye la cirrosis relacionada con las hepatitis virales y el cáncer hepático relacionados con la hepatitis y el cáncer cervicouterino, la carga de enfermedad aumenta al 9% del total de defunciones.(2)

El riesgo biológico, comprende la existencia de microorganismos y agentes vivos como causantes de enfermedades, tradicionalmente se han dividido en cuatro grupos: virus, bacterias, hongos y parásitos, estos dos últimos pueden a su vez ser unicelulares o pluricelulares, según si se componen de una o varias células.

Las bacterias se pueden clasificar de diferentes maneras: por su forma, como cocos que son redondeados, bacilos que simulan bastones y cocobacilos que mezclan las dos anteriores. De acuerdo a la tinción de Gram se denominan como grampositivas y gramnegativas según la coloración que se visualiza al microscopio óptico, en el primer caso son de color púrpura y en el segundo rosado, esto está influenciado por la estructura de la membrana, otra manera de clasificarlas es según la estructura del núcleo ya que si el material genético está delimitado y separado del citoplasma se denominan eucariotas y si no poseen dicha separación procariotas. Las bacterias se consideran uno de los organismos más primitivos capaces de vivir de manera independiente, no siempre son patógenas, ya que en el organismo humano cumplen diversas funciones fisiológicas que contribuyen a la homeostasis de los diferentes órganos y sistemas de nuestro cuerpo, el ejemplo más conocido es la flora intestinal, clave en los procesos de absorción de nutrientes posterior a la ingesta de alimentos, cuando son causantes de enfermedades , su tratamiento se realiza usualmente con antibióticos.

Los virus se consideran microorganismos cuya característica principal es que requieren para su supervivencia una célula huésped del cual toma su material genético con el fin de reproducirse y cumplir sus funciones vitales, por lo general son patógenos, y han sido el principal objetivo de la creación de la mayoría de las vacunas que conocemos hoy en día, algunos casos son susceptibles de ser tratados con medicamentos antivirales.

En cuanto a los hongos su presencia se asocia principalmente a condiciones de inmunosupresión, el ejemplo más conocido lo constituyen las infecciones oportunistas que se presentan en los pacientes con VIH y pueden tratarse con medicamentos antimicóticos.

Los parásitos tienen gran asociación con picaduras por insectos o el contacto con animales infectados, siempre son patógenos y se caracterizan por la necesidad de obtener de su huésped todos los nutrientes necesarios para cumplir su ciclo vital, la mayoría se tratan con medicamentos antiparasitarios.

Los desenlaces de las enfermedades derivadas del riesgo biológico en el organismo humano son variables y pueden ir desde los casos leves en los cuales basta apenas tratamiento sintomático para tratarlos o incluso la resolución espontánea hasta los más severos que pueden dejar deficiencias físicas o mentales e incluso la muerte.(3)

En el ámbito ocupacional se han descrito patologías asociadas a estos cuatro grupos de organismos, razón por la cual es necesario conocer sus principales características en cuanto a patogenicidad, tratamiento y posibilidad de generación de secuelas y tasas de morbimortalidad, con el fin de poder tener abordajes diferenciados que permitan mitigar sus efectos en la población trabajadora, incentivando de manera general el seguimiento a protocolos de bioseguridad y a la vacunación (cuando aplique) como principales intervenciones preventivas. En este primer capítulo se analizarán como principales enfermedades asociadas al riesgo biológico en población trabajadora: Hepatitis B, Infección por VIH, Tétanos, Rabia, Brucellosis, TBC, COVID 19.

REFERENCIAS

1. Organización Internacional del Trabajo (OIT). OIT adopta nuevas directrices sobre riesgos biológicos en el mundo del trabajo. 2022. Disponible en: https://www.ilo.org/global/about-theilo/newsroom/news/WCMS_849730/lang--es/index.htm
2. Organización Panamericana de la Salud (OPS). Enfermedades Transmisibles. 2023. Disponible en: https://www.paho.org/es/temas/enfermedades-transmisibles.
3. Sherris. Microbiología Médica. 5 edición. Editorial Mc Graw Hill. 2010 Pág 3-16

INFECCION POR EL VIRUS DE LA HEPATITIS B

1. VIROLOGÍA Y FISIOPATOLOGÍA

El virus de la hepatitis B, es un virus oncogénico, perteneciente a la familia hepatoviridae, se caracteriza por ser uno de los virus ADN más pequeños que se conocen. Se estima que para 2016, 257 millones de personas alrededor del mundo vivían con infección crónica por el virus de la Hepatitis B (VHB), de la cual solo una pequeña proporción era adecuadamente diagnosticada y tratada (1). Se observa frecuentemente coexistiendo con el virus de la Hepatitis D (VHD)

Dentro de la estructura del virus se destaca el antígeno de superficie (HBsAg), el antígeno nuclear (HBeAg), el antígeno del Core (HBcAg) y la enzima ADN polimerasa que interviene en su replicación al interior de la célula huésped que en este caso es el hepatocito.

El HBsAg se produce en cantidades excesivas y se encuentra en la sangre de individuos infectados en forma de partículas esféricas y tubulares. Estas partículas, carecen de ADN genómico y allanaron el camino para desarrollar vacunas contra la hepatitis B.

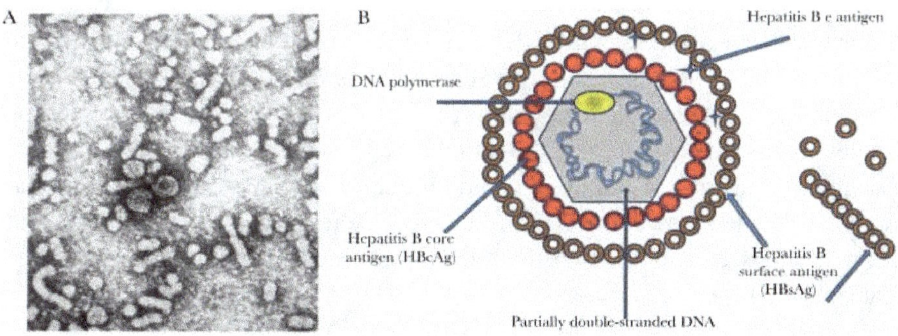

FIGURA 1. ESTRUCTURA DEL VHB. Tomado de Hepatitis B Vaccines. The Journal of infectious diseases, 224(12 Suppl 2), S343–S351. https://doi.org/10.1093/infdis/jiaa668

Los niveles de HsABg, se han constituido como el principal marcador serológico para determinar actividad o remisión de la enfermedad, el comportamiento clínico es variable ya que puede oscilar entre la infección oculta en donde el portador es asintomático, con ADN viral pero las mediciones de HsABg tienden a ser negativos, pasando por la enfermedad subclínica donde se evidencian síntomas leves como ictericia, fiebre, malestar general que puede durar algunas semanas, llegando a la infección crónica en donde el virus puede estar presente por años, generando como principales complicaciones la cirrosis hepática y el hepatocarcinoma.

Definimos la infección crónica como la persistencia de HBsAg (con o sin HBeAg concurrente) en el suero durante al menos 6 meses. Por su parte el sistema inmunológico del organismo produce anticuerpos contra estos antígenos, en los pacientes vacunados estos antígenos anti-HBsAg son los principales marcadores del nivel de inmunidad que presenta el individuo, siendo los niveles superiores a 10 mIU/mL medidos 3 meses después, el indicador más fiable de inmunidad completa, las vacunas existentes además de inducir la producción de estos anticuerpos, estimula la producción de linfocitos T y B de memoria.

Por su parte HBeAg refleja el grado de infectividad del virus y su capacidad de transmitirse a través de las secreciones, usualmente unos niveles altos de anticuerpos contra este antígeno reflejan un bajo riesgo de transmisión.

HBcAg refleja la intensidad de la actividad replicativa, la elevación de los niveles séricos de este antígeno es compatible con mayor carga viral en el ADN de los hepatocitos, aumentando la probabilidad de un comportamiento agresivo al acelerar la destrucción hepática, lo que se podría interpretar como un marcador de severidad de la infección. (2).

En cuanto a la coexistencia entre VHB-VHD-VIH, lo que se denomina en conjunto "la triple infección", la prevalencia a nivel mundial es del 7.4%, destacándose con los indicadores más elevados, la región asiática con un 21.4%, los hombres con relaciones sexuales homosexuales con 7.9% y los hombres en general con un 3.8%, se han descrito en conjunto estas tres infecciones, debido a que existe un alto grado de correlación entre ellas debido a que comparten mecanismos de transmisión y se ha documentado que los estados de inmunosupresión son la base que potencia su desarrollo en el organismo. (3).

Realizando el mismo ejercicio con la Tuberculosis (TBC) la prevalencia de la infección conjunta es alrededor del 38%, siendo la región africana la del indicador más elevado con un 11.4%, y la más baja fue en el continente Américano con un 2.2% (4).

Como ya se había comentado, otra de las modalidades de presentación del VHB es la "infección oculta "que se define como la presencia de ADN viral en el suero o en los hepatocitos, pero sin evidencia de HBsAg, al respecto se ha estimado una prevalencia del 0.06%, en países de baja endemicidad, 0.12% en las de mediana endemicidad y 0.98% en las de endemicidad alta, si se compara con los grupos de alto riesgo en general puede llegar a tasas del 12% en los países de más alta endemicidad, si bien puede ser significativo, queda el reto de poder calcular la tasa de subregistro de esta condición que se observa principalmente cuando la transmisión se ha producido por vía sanguínea (5)

Recientemente se ha empezado a describir los efectos de la infección por COVID 19 en pacientes VHB (+), encontrándose con un OR: 2.04 una mortalidad mayor que en el grupo control, y con un OR: 1.94 que desarrollan una versión más grave, con mayor probabilidad de secuelas hepáticas a largo plazo ya que los nieves de bilirrubinas y transaminasas tienden a ser significativamente mayores (6). Como el COVID fue de aparición reciente, estos datos deben ser corroborados con otros estudios, ya que de comprobarse una correlación similar a la ya descrita en la triple infección y la TBC, podría instaurarse la obligatoriedad de la vacunación contra COVID 19 en la población trabajadora de riesgo ya que esto podría ser un factor que atenúe la probabilidad de presentar infección crónica y agresiva por VHB.

La prevalencia de hepatocarcinoma o cáncer hepático es mayor en quienes presentan la triple infección, estudios han demostrado que el riesgo se puede incrementar hasta en 6 veces y en quienes solo presentaron VHB-VIH fue dos veces mayor, por lo que se considera que la presencia de más de un tipo de partícula viral genera mayor actividad en el ADN del hepatocito incrementando la probabilidad de alterar por hiperestimulación, los mecanismos de regulación de la replicación celular (7).

En cuanto a los tratamientos existentes, se destaca el uso de antirretrovirales, según protocolos de la OMS los criterios de elegibilidad para el uso de estos medicamentos son: la presencia de ADN VHB superior a 20000 UI/ml y presencia de alanino transferasa (ALT) en limites superiores a los normales, se calcula que aproximadamente una de cada 10 personas infectadas por VHB requieren tratamiento prioritario por riesgo de cirrosis, a pesar de esta situación, solo alrededor del 25% de todos los pacientes serían elegibles para iniciar estas terapias, al cumplir con los criterios anteriormente descritos, siendo necesario reformular las pautas para que un número mayor de pacientes se puedan beneficiar de los mismos. (1)

Existen diversos protocolos de manejo de la infección por VHB con antirretrovirales, se destacan el Tenofovir que en diversos estudios ha demostrado mejores tasas de supervivencia y menor probabilidad de recurrencia en pacientes con antecedente de hepatocarcinoma por encima de otros medicamentos como el Entecavir. (8). Dentro del mecanismo de acción que tienen la mayoría de los medicamentos existentes encontramos la supresión del ADN del virus como lo son las terapias basadas en el uso de nucleósidos y los basados en el uso del interferón en la seroconversión del HBe Ag (9).

2. MANEJO A NIVEL OCUPACIONAL

A nivel ocupacional varios estudios han permitido visualizar la magnitud de la problemática de la infección por VHB, varios de ellos realizados en el continente africano donde históricamente se han documentado las prevalencias más altas a nivel mundial, cercanas al 7% en trabajadores de la salud, lo que significa que en promedio uno de cada quince trabajadores de la salud está infectado por VHB en el continente. (10), por su parte las coberturas de vacunación en Etiopía llegan apenas al 20% recomendándose de manera periódica la aplicación de pruebas y la revacunación de los trabajadores y la revacunación cada 5 años para mejorar la aceptación del biológico (11). Si esta información se extrapola al todo el continente la cobertura llega apenas al 24%, siendo la más alta al norte con un 64% y la más baja en el centro con un 14%, dentro de los grupos que tuvieron mayor acceso al biológico fueron los médicos por encima de las enfermeras, los trabajadores con antiguedad superior a 10 años con respecto a los nuevos. Dentro de las causales de esta baja cobertura se identificó en primer lugar la falta de acceso a la vacuna en el 50% de los casos, y la falta de tiempo para adelantar el proceso en un 37% de los casos. (12)

A nivel mundial la seroprevalencia de VHB en población trabajadora alcanza el 38.06%, encontrándose diferencias entre países de altos y bajos ingresos que se encuentran entre el 29 y el 42% respectivamente, evidenciando que la infección por VHB es una entidad cuya prevalencia depende en gran medida de la capacidad socioeconómica de los diferentes países.(13).

Antes de que se implementara ampliamente la vacunación contra la hepatitis B, la infección por VHB se reconocía como un riesgo laboral frecuente entre los profesionales de la salud. La vacunación rutinaria contra VHB y el uso de precauciones estándar han dado como resultado una disminución del 98 % en las infecciones por VHB entre 1983 y 2010. La Administración de Salud y Seguridad Ocupacional (OSHA) exige que los empleadores ofrezcan la vacunación contra la VHB a todos los empleados que tengan un riesgo laboral y que la profilaxis posterior a la exposición esté disponible después de una exposición. Las primeras vacunas para VHB consistían en HBsAg derivado de plasma. Sin embargo, en los casos en los que no sea posible acceder a la vacuna, la opción es la utilización de inmunoglobulina G contra VHB (Ig VHB), este puede aumentar la protección hasta que se logre una respuesta a la vacunación. Para aquellos que no responden a la vacuna VHB, la Ig VHB administrada sola es el principal medio de protección después de una exposición al VHB. Ig VHB proporciona anti-HBsAg adquiridos pasivamente y protección temporal (es decir, de 3 a 6 meses).

El riesgo de infección ocupacional por VHB para el personal vacunado puede ser lo suficientemente bajo en ciertos entornos, por lo que se debe realizar una evaluación del estado de los anticuerpos contra VHB y un seguimiento adecuado en el momento de la exposición a sangre o fluidos corporales potencialmente infecciosos. Este enfoque se basa en que el personal reconozca e informe las exposiciones a sangre y fluidos corporales y, por lo tanto, puede aplicarse sobre la base de consideraciones documentadas de bajo riesgo, implementación y costo. (14)

Profundizando en protocolos actuales sobre esquemas de vacunación en población trabajadora, diferentes guías de manejo recomiendan aplicación de 4 dosis según lo muestra la TABLA 1.

DOSIS	TIEMPO DE APLICACION
Primera dosis	Al inicio del esquema
Segunda dosis	1 mes
Tercera dosis	6 meses
Refuerzo	10 años o antes si los niveles de anticuerpos anti HBsAg son menores a 10mIU/ml

Tabla 1. Esquema de vacunacion vigente en poblacion trabajadora

En cuanto a protocolos de manejo de accidentes biológicos en población trabajadora se destaca la norma española NTP 447 ya que involucra aspectos preventivos y correctivos, dentro de los preventivos se menciona: a). Descartar los elementos de vidrio cuyos bordes se encuentren rotos así como no reencapuchar elementos utilizados. b). No manipular el interior de los contenedores (por riesgo de contacto con agujas o fluidos corporales). c). El uso de Elementos de protección personal.

Por su parte los correctivos se pueden clasificar en tres categorías: a). Intervenciones generales en caso de heridas o contacto de piel y mucosas con secreciones b). Recomendaciones sobre vacunación c). Acciones sugeridas en caso de contacto accidental con secreciones contaminadas.

En cuanto al primer punto, las intervenciones generales en caso de heridas o contacto de piel y mucosas con secreciones se resumen en la TABLA 2.

TIPO DE ACCIDENTE	ACCION RECOMENDADA	AGENTE INDICADO
Heridas o pinchazos	Limpieza y desinfección de la herida	Povidona yodada al 10% o alcohol al 70%
Salpicadura en la mucosa conjuntiva	Limpieza de la superficie por 15 minutos, si es por agente químico 20 minutos.	Suero Fisiológico

Tabla 2. Primeros auxilios recomendados por la norma española NTP 447 en caso de heridas o contacto de piel y mucosas con secreciones

En cuanto a las recomendaciones generales sobre vacunación en el ámbito ocupacional se destacan las siguientes:

a. Incentivar la vacunación en la población trabajadora expuesta.
b. Educar sobre las implicaciones de rechazar la vacunación.
c. El acceso a la vacuna debe ser gratuito.
d. Expedir el respectivo carnet de vacunación, con validez ante autoridades sanitarias.

A su vez las acciones sugeridas en caso de contacto accidental con secreciones contaminadas en personal cuyo estado inmunológico se desconoce o no se tiene certeza de tener completo el esquema de vacunación, se resumen en la FIGURA 2.

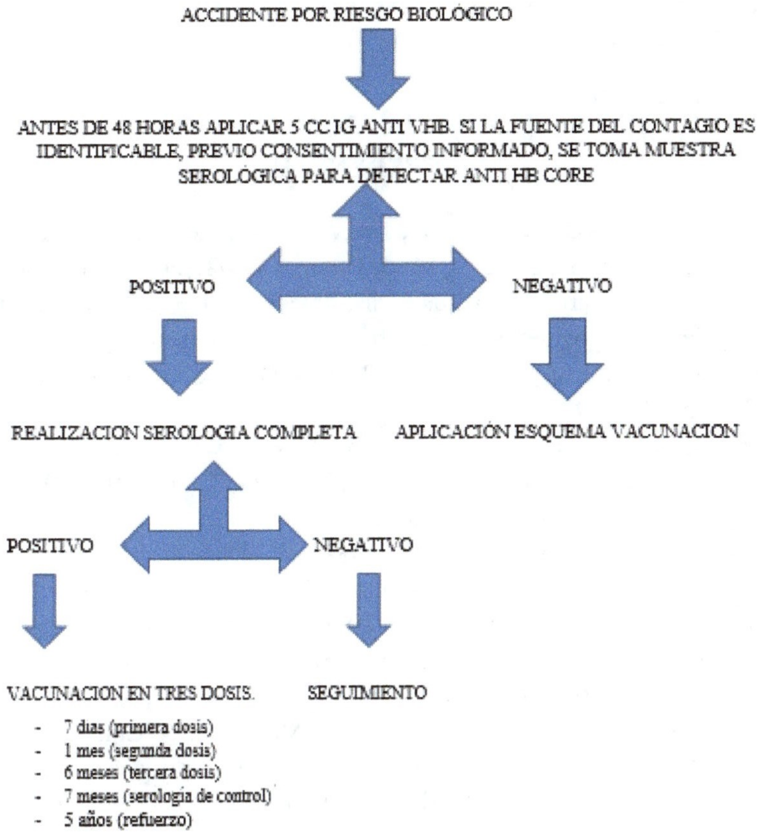
ACCIDENTE POR RIESGO BIOLÓGICO
ANTES DE 48 HORAS APLICAR 5 CC IG ANTI VHB. SI LA FUENTE DEL CONTAGIO ES IDENTIFICABLE, PREVIO CONSENTIMIENTO INFORMADO, SE TOMA MUESTRA SEROLÓGICA PARA DETECTAR ANTI HB CORE
POSITIVO
NEGATIVO
REALIZACION SEROLOGIA COMPLETA
APLICACIÓN ESQUEMA VACUNACION
POSITIVO
NEGATIVO
VACUNACION EN TRES DOSIS.
SEGUIMIENTO
- 7 dias (primera dosis)
- 1 mes (segunda dosis)
- 6 meses (tercera dosis)
- 7 meses (serologia de control)
- 5 años (refuerzo)

Figura 2. Algoritmo que muestra el esquema recomendado con trabajadores con accidente biologico con secreciones contaminadas con VHB sin evidencia de esquema de vacunacion completo según la NTP 447

Se considera que una persona está inmunizada cuando adquiere un título de Anti HBsAg superior a 10 Ul/L. En las personas que no logren un título de Anti HBs superior a 10Ul/L, tras 4 dosis de vacuna, se les administrará una dosis de refuerzo cada 5 años. Como datos importantes sobre la probabilidad de infección por VHB posterior a un accidente biológico, las guías mencionan que el riesgo de contagio después de un accidente con riesgo biológico se encuentra alrededor de un 30% para el virus de la hepatitis B (VHB), 3% para el virus de la hepatitis C (VHC) y 0,3% para el virus de inmunodeficiencia humana (VIH). Así mismo de manera general refieren que la formación e información, a la que se hace referencia como educación sanitaria, es la base fundamental para prevenir las enfermedades infecciosas. Se trata de informar sobre los problemas que comporta la exposición a determinados microorganismos y las secuelas de la infección que pueden originar.

REFERENCIAS

1. Tan, M., Bhadoria, A. S., Cui, F., Tan, A., Van Holten, J., Easterbrook, P., Ford, N., Han, Q., Lu, Y., Bulterys, M., & Hutin, Y. (2021). Estimating the proportion of people with chronic hepatitis B virus infection eligible for hepatitis B antiviral treatment worldwide: a systematic review and meta-analysis. *The lancet. Gastroenterology & hepatology*, *6*(2), 106–119. https://doi.org/10.1016/S2468-1253(20)30307-1
2. Pattyn, J., Hendrickx, G., Vorsters, A., & Van Damme, P. (2021). Hepatitis B Vaccines. *The Journal of infectious diseases*, *224*(12 Suppl 2), S343–S351. https://doi.org/10.1093/infdis/jiaa668
3. Chen, S., Ren, F., Huang, X., Xu, L., Gao, Y., Zhang, X., Cao, Y., Fan, Z., Tian, Y., & Liu, M. (2022). Underestimated Prevalence of HIV, Hepatitis B Virus (HBV), and Hepatitis D Virus (HDV) Triple Infection Globally: Systematic Review and Meta-analysis. *JMIR public health and surveillance*, *8*(11), e37016. https://doi.org/10.2196/37016
4. Wong, R. J., Hubbard, A., Bagley, L., Shiau, R., & Chitnis, A. S. (2022). Estimating Prevalence of Hepatitis B Virus Coinfection Among Adults With Tuberculosis: A Systematic Review With Meta-analysis. Journal of clinical gastroenterology, 56 (7), 601–617. https://doi.org/10.1097/MCG.0000000000001533
5. Im, Y. R., Jagdish, R., Leith, D., Kim, J. U., Yoshida, K., Majid, A., Ge, Y., Ndow, G., Shimakawa, Y., & Lemoine, M. (2022). Prevalence of occult hepatitis B virus infection in adults: a systematic review and meta-analysis. *The lancet. Gastroenterology & hepatology*, *7*(10), 932–942.https://doi.org/10.1016/S2468-1253(22)00201-1
6. Yu, Y., Li, X., & Wan, T. (2023). Effects of Hepatitis B Virus Infection on Patients with COVID-19: A Meta-Analysis. *Digestive diseases and sciences*, *68*(4), 1615–1631. https://doi.org/10.1007/s10620-022-07687-2
7. Kamal, H., Fornes, R., Simin, J., Stål, P., Duberg, A. S., Brusselaers, N., & Aleman, S. (2021). Risk of hepatocellular carcinoma in hepatitis B and D virus co-infected patients: A systematic review and meta-analysis of longitudinal studies. *Journal of viral hepatitis*, *28*(10), 1431–1442. https://doi.org/10.1111/jvh.13577

8. Liu, H., Han, C. L., Tian, B. W., Ding, Z. N., Yang, Y. F., Ma, Y. L., Yang, C. C., Meng, G. X., Xue, J. S., Wang, D. X., Dong, Z. R., Chen, Z. Q., Hong, J. G., & Li, T. (2023). Tenofovir versus entecavir on the prognosis of hepatitis B virus-related hepatocellular carcinoma: a systematic review and meta-analysis. *Expert review of gastroenterology & hepatology*, *17*(6), 623–633. https://doi.org/10.1080/17474124.2023.2212161
9. Sbarigia, U., Vincken, T., Wigfield, P., Hashim, M., Heeg, B., & Postma, M. (2020). A comparative network meta-analysis of standard of care treatments in treatment-naïve chronic hepatitis B patients. *Journal of comparative effectiveness research*, *9*(15), 1051–1065. https://doi.org/10.2217/cer-2020-0068.
10. Auta, A., Adewuyi, E. O., Kureh, G. T., Onoviran, N., & Adeloye, D. (2018). Hepatitis B vaccination coverage among health-care workers in Africa: A systematic review and meta-analysis. *Vaccine*, *36*(32 Pt B), 4851–4860. https://doi.org/10.1016/j.vaccine.2018.06.043
11. Atlaw, D., Sahiledengle, B., & Tariku, Z. (2021). Hepatitis B and C virus infection among healthcare workers in Africa: a systematic review and meta-analysis. *Environmental health and preventive medicine*, *26*(1), 61. https://doi.org/10.1186/s12199-021-00983-9
12. Awoke, N., Mulgeta, H., Lolaso, T., Tekalign, T., Samuel, S., Obsa, M. S., & Olana, R. (2020). Full-dose hepatitis B virus vaccination coverage and associated factors among health care workers in Ethiopia: A systematic review and meta-analysis. *PloS one*, *15*(10), e0241226. https://doi.org/10.1371/journal.pone.0241226
13. Tolera, S., Mengistu, D. A., Alemu, F. K., Geremew, A., Mulugeta, Y., Dirirsa, G., Temesgen, L. M., Diriba, W., Mulatu, G., Sintie, T., Bayu, K., & Berhanu, A. (2023). Sero-prevalence of hepatitis viral infections among sanitary workers across worldwide: a systematic review and meta-analysis. *BMC infectious diseases*, *23*(1), 404. https://doi.org/10.1186/s12879-023-08354-1
14. Schillie, S., Vellozzi, C., Reingold, A., Harris, A., Haber, P., Ward, J. W., & Nelson, N. P. (2018). Prevention of Hepatitis B Virus Infection in the United States: Recommendations of the Advisory Committee on Immunization Practices. *MMWR. Recommendations and reports : Morbidity and mortality weekly report. Recommendations and reports*, *67*(1), 1–31. https://doi.org/10.15585/mmwr.rr6701a1
15. Ministerio de Trabajo y Asuntos Sociales de España.Notas Técnicas de Prevención (NTP 447).

INFECCION POR EL VIRUS DE INMUNODEFICIENCIA HUMANA (VIH)

1. VIROLOGÍA Y FISIOPATOLOGÍA

El virus de la inmundeficiencia humana (VIH), es un virus RNA que a través de la enzima transcriptasa inversa tiene la capacidad de convertir sus cadenas de genes en partículas DNA que se pueden integrar al genoma de la célula huésped, que en este caso son los linfocitos CD4. Es un virus cuyo mecanismo de replicación ha sido bastante estudiado y se ha evidenciado que la transcriptasa inversa que convierte las cadenas de RNA en DNA es susceptible de cometer múltiples errores en la transcripción lo que origina una alta tasa de mutaciones , esta es la razón por la cual se han descrito una alto número de subvariantes y lo que ha dificultado la consecución de una vacuna ya que es difícil poder entrenar al sistema inmunitario a protegerse contra un patógeno con alta variabilidad genética. Las tres variantes más reconocidas son la A predominante en Africa Oriental y Rusia, la B presente en Europa Occidental, América y Oceanía, y la C en Africa e India (1).

El virus genera inicialmente una enfermedad aguda que posteriormente persiste en un estadío asintomático, finalizando con una franca inmunosupresión con presencia de infecciones oportunistas lo que se conoce como el Síndrome de Inmunodeficiencia Adquirida (SIDA) que se muestra como una fase final de la enfermedad causando la muerte. Sin embargo, no solo compromete a las células del sistema inmune, se describe también compromiso de la mucosa intestinal en etapas iniciales, causando alteraciones en la flora intestinal, con pérdida de la integridad de la barrera que la mucosa constituye, permitiendo la circulación de productos bacterianos translocados, produciendo una respuesta inflamatoria crónica y sintomatología asociada a colitis que se observa en pacientes que incluso están recibiendo antirretrovirales. Por otra parte, la retención de partículas virales a nivel de los órganos linfoides causa reacciones inmunitarias que originan cicatrización de los ganglios obstaculizando la circulación de factores estimuladores de los linfocitos lo que se traduce en déficit en la respuesta de estas células en procesos inflamatorios sistémicos. (2). A nivel del Sistema Nervioso Central (SNC) se ha descrito en los pacientes con VIH deterioro cognitivo que consta de tres fases: deterioro neurocognitivo asintomático, trastorno neurocognitivo leve y la demencia asociada al VIH, en estos trastornos se evidencia atrofia cerebral generalizada, leucoencefalopatía células gigantes multinucleadas infectadas por VIH. Las células más afectadas por la infección por VIH son los astrocitos, microglía, oligodendrocitos y en menor proporción neuronas. La glucoproteina gp120 es la que permite que el VIH pueda atravesar la barrera hematoencefálica a través de transcitosis, que es el proceso por el cual se transporta un producto desde un espacio extracelular a otro a través de vesículas (3). Además de la variabilidad genética descrita anteriormente otra de las dificultades presentadas en la consecución de vacunas y otros tratamientos farmacológicos para el VIH es la presencia de reservorios latentes al interior de las células que han sido infectadas por otras células, reservorios que pueden durar años en una misma etapa de replicación lo que le permite disminuir la activación de anticuerpos y evadir la acción inmunológica, esta transmisión de célula a célula ha demostrado ser más efectiva que otros mecanismos donde no se implican células.(4). Otros mecanismos fisiopatológicos descritos comprometen al tejido linfoide, en donde producto de activaciones celulares a repetición se produce cicatrización de los ganglios linfáticos, al convertirse el tejido inactivo, disminuye la producción de factores homoestáticos limitando el crecimiento de nidos de linfocitos CD4.

Como se ha comentado la alta variabilidad genética es el principal obstáculo para la obtención de vacunas ya que este mecanismo le ha permitido al virus poder evadir mecanismos inmunitarios que impliquen células de memoria, en una revisión sistemática de la literatura, realizada entre 1990-2015, se evidenció que el subtipo C es el más prevalente con un 46.6% de la muestra recolectada, seguido por el B con el 12.1% y el A con el 10.3%, describiéndose por lo menos unas 10 variedades más, esta distribución es altamente susceptible de modificaciones dada la alta tasa de mutaciones que presenta el VIH, lo que puede hacer que alguna de las variantes minoritarias deje de serlo siempre y cuando se den las condiciones de crecimiento necesarias que permitan su expansión y consecuente decrecimiento de otra variable que actualmente pueda ser altamente prevalente. (5). La figura 1 muestra la estructura general del virus VIH.

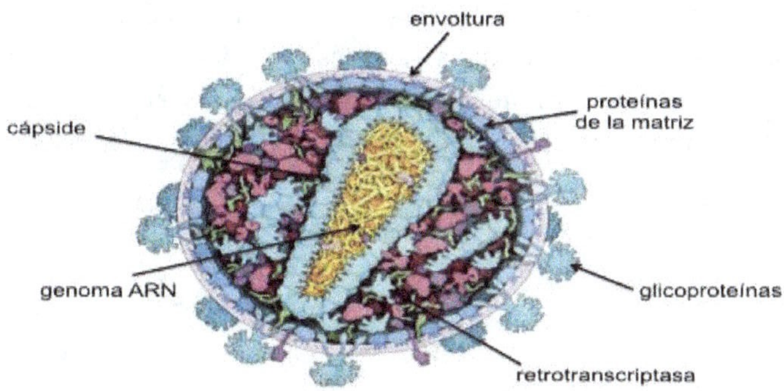

Figura 1. Estructura general del virus VIH. Tomado de https://cdn.rcsb.org/pdb101/learn/resources/structural-biology-of-hiv/index.html#

En cuanto al diagnóstico, se ha evidenciado que los primeros anticuerpos contra el VIH se pueden detectar entre las primeras 2-8 semanas, inicialmente aparecen anticuerpos IgM contra componentes proteicos del virus, seguido por IgG especialmente contra la glucoproteina gp120 y p24, el método utilizado por excelencia es la prueba de ELISA que es un ensayo inmunoabsorbente asociado a enzimas, que busca detectar los anticuerpos anteriormente descritos, los casos positivos se confirman con pruebas moleculares como el Western Blot, en donde se realiza una electrofororesis en gel de poliacrilamida la prueba resultará positiva en la medida en que se capturen proteínas virales que reaccionaran con dicho gel. (6)

2. TRATAMIENTO

Los medicamentos antirretrovirales han demostrado ser la herramienta más efectiva en el tratamiento del VIH, actualmente se manejan esquemas con tres o cuatro medicamentos ya que con esta politerapia es menos probable la resistencia viral que si se manejara con monoterapia, 10 de los 23 medicamentos aprobados por la FDA, afectan el funcionamiento de la transcriptasa en reversa, sin embargo se menciona que es dificil obtener una erradicación completa del virus debido a que parte del material genético viral tiende a quedar en estado inactivo al interior de las células huésped por años, sin activar reacciones inmunológicas, y sin que se logre hasta el momento obtener fármacos que puedan penetrar estos "SANTUARIOS FARMACOLOGICOS". (7) A futuro se vienen realizando ensayos para medir la efectividad del trasplante alogénico de células madre hematopoyéticas con resultados prometedores (8), otro de los frentes en los que se viene trabajando son los anticuerpos monoclonales ampliamente neutralizantes humanos (bnAB), ya que se ha demostrado en primates no humanos eficacia en el bloqueo del ingreso del virus a las células CD4, y eliminando los focos virales localizados a distancia, después de su diseminación durante el proceso infeccioso. Podrían ser una herramienta útil en la profilaxis que se requiere por ejemplo posterior a un accidente por riesgo biológico o para prevenir la transmisión vertical de madre a hijo. (9).

3. ASPECTOS OCUPACIONALES

Se conoce que el accidente por riesgo biológico es la principal causa ocupacional de infección por VIH, al respecto numerosos estudios han mencionado la importancia de la adecuada capacitación y educación al personal sanitario en protocolos de bioseguridad como la principal herramienta preventiva. En Paraguay se realizó un estudio que busco caracterizar los accidentes de trabajo y la profilaxis recibida por trabajadores sanitarios que consultaron al Programa de Lucha contra el SIDA, en el año 2013, 66 sujetos fueron analizados evidenciandose, que las enfermeras con un 36.6% seguidas por el personal de limpieza con un 24.24% las poblaciones más comprometidas, los accidentes se clasificaron como leves en un 62.1% y grave en un 37.8% de los casos, el 61% de los eventos corresponden a pinchazos, el 62% de los pacientes fuente tenían serología positiva para VIH, el 77% inició profilaxis post-exposición pero apenas el 6% realizó el esquema completo, esta falta de rigurosidad y seguimiento en el cumplimiento del protocolo puede a futuro incrementar el riesgo de infecciones por VIH en personal sanitario. (10). En Costa de Marfil en 2018 se realizó un estudio para conocer la distribución del personal sanitario encargado del manejo de pacientes con VIH en los diferentes distritos del país determinándose que en las áreas donde se concentraban altos volúmenes de pacientes fue donde se registraron la mayor parte de los casos de accidentes donde se requirió inicio de esquema profiláctico, por cargo correspondían a personal de laboratorio y auxiliares de enfermería. En dicho estudio se concluyó que pertenecer al personal de laboratorio incrementó en 4.3 veces el riesgo de contagio, y en el personal no calificado en 2.24 veces (11). Se ha descrito ampliamente que el inicio precoz de la profilaxis constituye un aspecto crucial al evitar contagios por VIH en personal sanitario. Continuando en Africa, Zimbawe entre 2017-2018 registró en un hospital de la cuidad de Harare 154 accidentes de trabajo por riesgo biológico de los cuales el 36% correspondieron a médicos, 78% a accidentes con agujas, 77% de los pacientes fuente eran VIH (+), 96% iniciaron profilaxis con terapia triple dentro de las 48 horas posteriores a la exposición, apenas el 11% alcanzaron 28 días de tratamiento y apenas el 1% cumplió con las tomas seriadas de pruebas de ELISA hasta los 6 primeros meses, afortunadamente todas las pruebas resultaron negativas, evidenciado nuevamente la pobre adherencia del personal sanitario al manejo profiláctico ofrecido. (12). Los esquemas actuales evidencian que el seguimiento se debe realizar por 6 meses, realizar controles con ELISA a las 6 semanas, 3 y 6 meses, realizar el respectivo paneo para Hepatitis B-C referidos en el capítulo anterior, así como indagar sobre el nivel de cumplimiento del esquema para VHB, la profilaxis debe iniciarse durante las primeras 24 horas post exposición y en ningún caso después de 72 horas ya que en este punto su efectividad desciende drásticamente, de rutina los esquemas profilácticos son de 4 semanas de duración, el esquema de elección según la última guía del servicio de salud de Estados Unidos considera el Raltegravir 400 mg 2 veces al día asociado a tenofovir/emtricitabina (300 mg/200 mg) una vez al día o un inhibidor de proteasa asociado a tenofovir/ emtricitabina (300 mg/200 mg) una vez al día, se ha determinado que las lesiones percutáneas con objetos cortantes son la principal vía para la transmisión del VIH en trabajadores sanitarios, las primeras partículas virales se pueden evidenciar en las células presentadoras de antígenos durante las primeras 24 horas y a nivel de los ganglios linfáticos en las primeras 72 horas, lo que refuerza el hecho de que la profilaxis debe iniciarse antes de este plazo y extenderla por 28 días (13). La figura 2 muestra el algoritmo recomendado en los protocolos norteamericanos para el manejo del accidente de riesgo biológico.

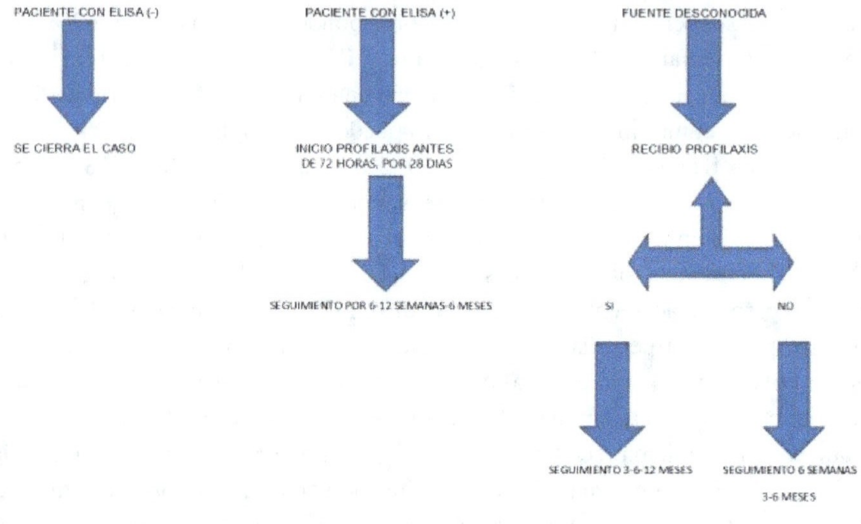

Figura 2. Algoritmo sobre manejo de accidente por riesgo biologico y esquema de aplicacion de profilaxis para VIH

Las pautas con 3 fármacos son las que ofrecen mayores probabilidades de prevenir la infección por VIH tras una exposición ocupacional Las pautas de elección para la profilaxis post-exposicional consisten en la combinación de 2 inhibidores de la transcriptasa inversa análogos de nucleótidos/nucleótidos (ITIAN) asociados a un tercer fármaco de otra familia. Por su mejor tolerancia y administración una vez al día, se considera que los 2 ITIAN preferentes son tenofovir/emtricitabina (TDF/FTC) coformulados (1 comprimido al día), constituyen el esquema mas efectivo según los seguimientos realizados. (14)

REFERENCIAS

1. Bbosa, N., Kaleebu, P., & Ssemwanga, D. (2019). HIV subtype diversity worldwide. *Current opinion in HIV and AIDS*, *14*(3), 153–160. https://doi.org/10.1097/COH.0000000000000534.
2. Huerta L. (2020). Editorial: Anti-infective 2020: HIV-From pathogenesis to treatment. *Current opinion in pharmacology*, *54*, x–xii. https://doi.org/10.1016/j.coph.2020.12.001
3. Rojas-Celis, V., Valiente-Echeverría, F., Soto-Rifo, R., & Toro-Ascuy, D. (2019). New Challenges of HIV-1 Infection: How HIV-1 Attacks and Resides in the Central Nervous System. *Cells*, *8*(10), 1245. https://doi.org/10.3390/cells8101245
4. Pedro, K. D., Henderson, A. J., & Agosto, L. M. (2019). Mechanisms of HIV-1 cell-to-cell transmission and the establishment of the latent reservoir. *Virus research*, *265*, 115–121. https://doi.org/10.1016/j.virusres.2019.03.014
5. Hemelaar, J., Elangovan, R., Yun, J., Dickson-Tetteh, L., Fleminger, I., Kirtley, S., Williams, B., Gouws-Williams, E., Ghys, P. D., & WHO–UNAIDS Network for HIV Isolation Characterisation (2019). Global and regional molecular epidemiology of HIV-1, 1990-2015: a systematic review, global survey, and trend analysis. *The Lancet. Infectious diseases*, *19*(2), 143–155. https://doi.org/10.1016/S1473-3099(18)30647-9.
6. Zulfiqar, H. F., Javed, A., Sumbal, Afroze, B., Ali, Q., Akbar, K., Nadeem, T., Rana, M. A., Nazar, Z. A., Nasir, I. A., & Husnain, T. (2017). HIV Diagnosis and Treatment through Advanced Technologies. *Frontiers in public health*, *5*, 32. https://doi.org/10.3389/fpubh.2017.00032
7. Huerta L. (2020). Editorial: Anti-infective 2020: HIV-From pathogenesis to treatment. *Current opinion in pharmacology*, *54*, x–xii. https://doi.org/10.1016/j.coph.2020.12.001.
8. Taylor, B. S., Tieu, H. V., Jones, J., & Wilkin, T. J. (2019). CROI 2019: advances in antiretroviral therapy. *Topics in antiviral medicine*, *27*(1), 50–68.
9. Barin, F., & Braibant, M. (2019). HIV-1 antibodies in prevention of transmission. *Current opinion in HIV and AIDS*, *14*(4), 273–278. https://doi.org/10.1097/COH.0000000000000553
10. Flores L, Narvaez D, Armoa A. Caracterización de los accidentes de riesgo biológico y uso de profilaxis en trabajadores sanitarios por exposición ocupacional, que consultaron en el Programa Nacional de Lucha contra el SIDA desde enero a diciembre del año 2013 Rev. Inst. Med. Trop. vol.13 no.1 Asunción June 2018 https://doi.org/10.18004/imt/20181314-16

11. Akoku, D. A., Tickell, K. D., Niamien, K. R., Kemper, K. E., Yacouba, D., Kouyate, S., Kouassi, D. A., Balachandra, S., Swor, M., Luxenberg, A. K., Gloyd, S., & Kone, A. (2022). The association between health workforce availability and HIV-program outcomes in Côte d'Ivoire. *Human resources for health*, *20*(1), 18. https://doi.org/10.1186/s12960-022-00715-2
12. Mushambi, F., Timire, C., Harries, A. D., Tweya, H., Goverwa-Sibanda, T. P., Mungofa, S., & Apollo, T. (2021). High post-exposure prophylaxis uptake but low completion rates and HIV testing follow-up in health workers, Harare, Zimbabwe. *Journal of infection in developing countries*, *15*(4), 559–565. https://doi.org/10.3855/jidc.12214.
13. Andrade, F. E. M., Franco, J. P. V., Muñoz, C., Correa, L., Miranda, J. V., Rivera, J. D. V., & Zuleta, J. J. (2015). Infección por VIH posterior a exposición ocupacional de riesgo biológico en trabajadores de la salud. *Infectio*, *19*(1), 31-34. https://doi.org/10.1016/j.infect.2014.04.003
14. Administradora de Riesgos Laborales SURA. Guía para la Atención de Accidente de Trabajo con Riesgo Biológico. 2016. https://www.arlsura.com/files/sgsst/vigilancia/biologico/protocolo_manejoAT.pdf

INFECCION POR TUBERCULOSIS

1. MICROBIOLOGÍA Y FISIOPATOLOGÍA

La Tuberculosis (TBC) es una enfermedad infecciosa causada por Mycobacterium Tuberculosis, se trata de una bacteria perteneciente al grupo de los bacilos Grampositivos que muestran características acidorresistentes durante la tinción. La tuberculosis (TB) ha afectado a la humanidad desde el inicio de los tiempos registrados y está asociada con la pobreza, la desnutrición, el hacinamiento y la inmunosupresión. Desde que Koch descubrió la naturaleza infecciosa de la enfermedad en 1882, el conocimiento sobre su historia y fisiopatología ha avanzado, pero sigue siendo un problema de salud pública mundial. En 2008 se produjeron más de 9 millones de nuevos casos en todo el mundo (con una incidencia de 139/100.000 habitantes), de los cuales más de un millón fallecieron. Más de medio millón de casos se presentaron con tuberculosis multirresistente. África representa el continente con mayor incidencia y mayor coinfección con VIH. La situación en Europa del Este también es preocupante debido a la alta incidencia y frecuencia de la resistencia a los medicamentos. En los países desarrollados, la tuberculosis se ha localizado en poblaciones más vulnerables, como inmigrantes y personas con contención social. Hay un aumento de la presentación extrapulmonar en este contexto, relacionado con el origen étnico no europeo, la infección por VIH y la edad más joven. En España, la creciente población inmigrante ha presentado la necesidad de mejorar la coordinación entre territorios y reforzar la vigilancia. El plan global de control se basa en la estrategia DOT (Tratamiento directamente observado), aunque los objetivos y actividades se redefinieron en 2006 para incorporar la medición del desarrollo global, y comunitario y fortalecimiento de la salud. Se necesitan medidas de control adecuadas en un contexto más local y una evaluación continua de la actividad para disminuir la carga de enfermedad y las pérdidas económicas que causa esta antigua enfermedad. (1).

Hay un interés renovado en las formas extrapulmonares de tuberculosis a medida que aumenta su frecuencia relativa. Entre los órganos extrapulmonares, la pleura y los ganglios linfáticos son los más comunes. Su diagnóstico suele ser difícil y se basa en hallazgos clínicos, radiológicos, bacteriológicos e histológicos. Las lesiones extrapulmonares son paucibacilares es decir con baja presencia de bacilos en las muestras de laboratorio y estas, en la mayoría de los casos, son difíciles de obtener, por lo que el diagnóstico suele ser simplemente presuntivo. Las pruebas de amplificación de ácidos nucleicos, que son rápidas y específicas, han facilitado enormemente el diagnóstico de algunas formas de tuberculosis extrapulmonar, sin embargo, su sensibilidad es pobre y una prueba negativa no elimina el diagnóstico. El tratamiento es el mismo que para las formas pulmonares, pero su duración es de nueve a 12 meses para la tuberculosis del sistema nervioso central y para la tuberculosis ósea. Los corticosteroides están indicados en localizaciones meníngeas y pericárdicas. La cirugía complementaria se utiliza para ciertas formas complicadas. (2)

La evolución entre la infección por Mycobacterium tuberculosis y la tuberculosis activa es multifactorial e involucra diferentes escalas biológicas. La síntesis de ESAT-6 o la inducción de necrosis de macrófagos alveolares son claves, pero para entenderlo es necesario considerar la dinámica de la reinfección endógena y exógena, el drenaje del parénquima pulmonar y la mecánica respiratoria, los procesos de fibrosis local y el riego sanguíneo. Paradójicamente, la respuesta inmune generada por la infección es altamente protectora (90%) frente a la tuberculosis activa, aunque al basarse fundamentalmente en la proliferación de linfocitos Th1 no puede prevenir la reinfección. La inmunosupresión grave sólo puede explicar el 10% de los casos de tuberculosis activa, mientras que el resto son atribuibles a comorbilidades, un entorno proinflamatorio y una propensión genética desconocida. (3)

La tuberculosis afecta los pulmones en casi el 75% de los pacientes, pero generalmente puede afectar cualquier órgano. En Alemania, la mayoría de los pacientes provienen de países con alta incidencia. Si el diagnóstico diferencial de un paciente incluye tuberculosis, las principales pruebas para la detección del patógeno en muestras de esputo y tejido son el cultivo (el estándar de oro), la microscopía y las pruebas de amplificación de ácidos nucleicos. Los estudios de imagen también se utilizan para el diagnóstico y seguimiento. El tratamiento estándar consiste en una combinación de isoniazida, rifampicina, etambutol y pirazinamida, seguida de una combinación de isoniazida y rifampicina únicamente. El daño hepático es uno de los efectos adversos más frecuentes de este tratamiento, presentándose en el 2,4% de los pacientes. La tuberculosis multirresistente, poco frecuente en Alemania (unos 100 casos al año), debería tratarse en centros especializados. (4)

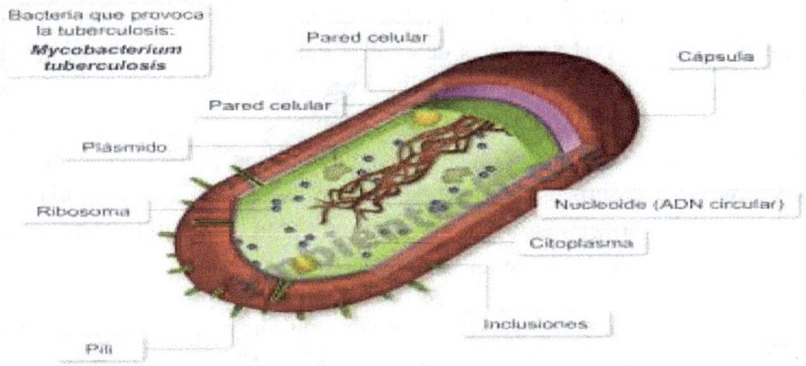

figura 1. Estructura bacteriana de mycobacterium tuberculosis. Tomado de: https://ambientech.org/mycobacterium-tuberculosis

2. TRATAMIENTO Y VACUNACIÓN

El actual régimen de tratamiento de primera línea para las cepas de M. tb sensibles a los medicamentos es un protocolo de 6 meses que incluye cuatro medicamentos diferentes y requiere un cumplimiento estricto para evitar recaídas y resistencia. La pobreza, la dificultad para acceder a un tratamiento adecuado y la falta de cumplimiento por parte de los pacientes contribuyeron a la aparición de cepas resistentes a los medicamentos más utilizados, que exigen una mayor duración del tratamiento con fármacos más tóxicos y más costosos en comparación con el régimen de primera línea. En la última década sólo se aprobaron tres nuevos fármacos para el tratamiento de la tuberculosis, la Bedaquilina (BDQ) y los dos derivados de Nitroimidazol, Delamanid (DLM) y Pretomanid (PMD), los primeros fármacos antituberculosos con modos de acción novedosos que se introducen en el mercado en más de 50 años, lo que refleja las tasas de deserción en el desarrollo y aprobación de nuevos medicamentos contra la tuberculosis. (5)

La aparición de resistencia a los medicamentos a la terapia con antibióticos de primera línea representa una amenaza para el éxito del tratamiento, y se requieren nuevas opciones terapéuticas, particularmente para la tuberculosis resistente a los medicamentos. Una modalidad que está surgiendo para el tratamiento de la tuberculosis es la vacunación terapéutica. A diferencia de la vacunación preventiva, cuyo objetivo es evitar la infección por M. tuberculosis o el desarrollo de tuberculosis activa, el objetivo de la vacunación terapéutica es el tratamiento complementario de la tuberculosis o la prevención de recaídas tras la curación. Varias vacunas terapéuticas candidatas, que utilizan micobacterias de células enteras muertas o vivas atenuadas, fragmentos de micobacterias y vacunas con vectores virales, se encuentran actualmente en ensayos clínicos. Otros modos de inmunización pasiva, incluidos los anticuerpos monoclonales dirigidos contra antígenos de M. tuberculosis, se encuentran en diversas etapas preclínicas de desarrollo. Aunque aún no se ha establecido la utilidad clínica total de la vacunación terapéutica para el tratamiento de la tuberculosis, tienen potencial como terapias complementarias útiles. (6)

La tuberculosis (TB) es una enfermedad infecciosa antigua. Antes de la disponibilidad de una terapia farmacológica eficaz, tenía una alta morbilidad y mortalidad. En los últimos 100 años, el descubrimiento de medicamentos revolucionarios contra la tuberculosis como la estreptomicina, la isoniazida, la pirazinamida, el etambutol y la rifampicina, junto con el tratamiento combinado de medicamentos, ha mejorado enormemente el control de la tuberculosis a nivel mundial. A medida que los medicamentos contra la tuberculosis se usaban ampliamente, surgieron cepas de Mycobacterium tuberculosis multirresistentes y extremadamente resistentes debido a mutaciones genéticas adquiridas, y esto ahora presenta un problema importante para un tratamiento eficaz. Se han identificado genes asociados con la resistencia a los medicamentos, incluidas mutaciones katG en la resistencia a la isoniazida, mutaciones rpoB en la resistencia a la rifampicina, mutaciones pncA en la resistencia a la pirazinamida y mutaciones gyrA en la resistencia a las quinolonas. Los principales mecanismos de resistencia a los medicamentos incluyen la pérdida de actividad enzimática en la activación del profármaco, la alteración del objetivo del fármaco, la sobreexpresión del objetivo del fármaco y la sobreexpresión de la bomba de eflujo. Durante el proceso de la enfermedad, Mycobacterium tuberculosis puede residir en diferentes microambientes donde está expuesto a pH ácido, oxígeno bajo, especies reactivas de oxígeno y medicamentos contra la tuberculosis, lo que puede facilitar el desarrollo de cepas persistentes no replicantes y promover la supervivencia bacteriana. Los mecanismos de formación persistente pueden incluir módulos de toxina-antitoxina (TA), protección y reparación del ADN, degradación de proteínas como transtraducción, eflujo y metabolismo alterado. En los últimos años, el uso de nuevos fármacos antituberculosos, fármacos reutilizados y sus combinaciones de fármacos ha mejorado considerablemente los resultados del tratamiento en pacientes tanto con tuberculosis farmacosensible como con tuberculosis multirresistente, o extremadamente resistente (MDR/XDR). Se enfatiza la importancia de desarrollar fármacos más eficaces dirigidos a los persistentes de Mycobacterium tuberculosis. (7)

A pesar de los esfuerzos concertados durante las últimas dos décadas para desarrollar nuevos diagnósticos, medicamentos y vacunas con proyectos en expansión, la tuberculosis sigue siendo una emergencia global. Varias tecnologías de diagnóstico novedosas prometen mejores pruebas rápidas para la tuberculosis en el lugar de atención, incluidas pruebas de amplificación basadas en ácidos nucleicos, imágenes y análisis del aliento de compuestos orgánicos volátiles. Los avances en medicamentos nuevos y reutilizados para su uso en la tuberculosis multirresistente (MDR) o extremadamente resistente (XDR) se han centrado en el desarrollo de varios regímenes farmacológicos nuevos y su evaluación en ensayos clínicos y ahora influyen en las directrices de la Organización Mundial de la Salud. Desde el fracaso de la vacuna MVA85A , no ha habido nuevas vacunas candidatas contra la tuberculosis que entren en pruebas clínicas. El status quo actual de larga duración del tratamiento y malos resultados del mismo asociados con la tuberculosis MDR/XDR y con la comorbilidad de la tuberculosis con el virus de la inmunodeficiencia humana y las enfermedades no transmisibles es inaceptable. Se necesitan con urgencia nuevas innovaciones y el compromiso político y de los financiadores para un diagnóstico temprano y rápido, acortar la duración de la terapia, mejorar los resultados del tratamiento y la prevención. (8)

Bacillus Calmette-Guérin (BCG) es la única vacuna autorizada contra la tuberculosis (TB). Sin embargo, la BCG tiene una eficacia variable y no puede prevenir completamente la infección y transmisión de la tuberculosis. Por lo tanto, la prevalencia mundial de la tuberculosis exige el desarrollo urgente de una vacuna contra la tuberculosis más eficaz. A falta de otras vacunas aprobadas, también es necesario mejorar la eficacia de la propia BCG. La administración intravenosa (IV) de BCG y las estrategias de revacunación con BCG han mostrado recientemente resultados prometedores para uso clínico. Por lo tanto, es necesario que revisemos las estrategias de vacunación con BCG y resumamos las actualizaciones actuales de las investigaciones relacionadas con la vacunación con BCG. (9)

3. ASPECTOS OCUPACIONALES

Los trabajadores de la salud corren el riesgo de contraer tuberculosis, particularmente cuando se encuentran en entornos con una alta carga infecciosa. Los datos y la evidencia de vigilancia rutinaria sobre la carga de tuberculosis entre los trabajadores sanitarios de Indonesia son limitados, al respecto un estudio tuvo como objetivo medir la prevalencia de la infección por tuberculosis (TBC) y la enfermedad entre los trabajadores sanitarios en cuatro centros de salud en la provincia de Yogyakarta en Indonesia, y explorar los factores de riesgo de TBI. Un estudio transversal de detección de tuberculosis se dirigió a todos los trabajadores sanitarios de cuatro centros preseleccionados (1 hospital, 3 de atención primaria) en esta ciudad asiática. El cribado voluntario incluyó evaluación de síntomas, radiografía de tórax y prueba cutánea de tuberculina. Los análisis fueron descriptivos e incluyeron regresión logística multivariable. De 792 trabajadores sanitarios, 681 dieron su consentimiento (86%) para el examen; El 59% (n = 401) eran mujeres, el 62% eran personal médico (n = 421), el 77% trabajaba en el único hospital participante (n = 524) y la mediana de tiempo trabajando en el sector salud fue de 13 años (RIQ: 6-25 años). Casi la mitad había brindado servicios a personas con Tuberculosis (46%, n = 316) y el 9% informó haber tenido tuberculosis alguna vez (n = 60). Entre los participantes con presunta tuberculosis (15%, n = 99/662), ninguno fue diagnosticado microbiológica o clínicamente con enfermedad de tuberculosis activa. Se detectó TBI en el 25 % (IC del 95 %: 22-30; n = 112/441) de los trabajadores sanitarios elegibles con un resultado de esputo positivo. Se encontró una asociación significativa entre la infección por tuberculosis y ser hombre (Odds Ratio ajustado (ORa) 2,02 (IC 95%: 1,29-3,17)), trabajar actualmente en el hospital participante en comparación con atención primaria (ORa 3,15 (IC 95%: 1,75-3,17)). 5,66)), y edad avanzada (aumento de 1,05 OR por año de vida entre 19-73 años (IC95%: 1,02-1,06)). Este estudio respalda la priorización de los trabajadores sanitarios como grupo de alto riesgo de infección y enfermedad de tuberculosis, y la necesidad de programas integrales de prevención y control en Indonesia. Además, identifica las características de los trabajadores sanitarios de Yogyakarta con riesgo de presentar lesiones neurológicas, secundarias a Tuberculosis, a quienes se podría dar prioridad en los programas de detección si no se puede lograr una cobertura universal de las medidas de prevención y control. (10)

Los trabajadores de la salud tienen un mayor riesgo de contraer tuberculosis en comparación con la población general, debido al contacto frecuente cara a cara o la posible exposición a la tuberculosis a través del aire o espacio compartido con pacientes infecciosos. independientemente del entorno económico y de la incidencia local de tuberculosis. La información sobre la carga de la enfermedad de tuberculosis activa entre los trabajadores sanitarios ayudará a orientar las medidas de control, se puede utilizar para evaluar la eficacia de los programas de prevención de la infección por tuberculosis en el entorno de atención de salud y orientar las acciones necesarias. Otro ejemplo de estudio en esta población corresponde a uno efectuado en Etiopía, en donde se tuvo como objetivo determinar la prevalencia de la enfermedad de Tuberculosis activa entre los trabajadores de la salud y el personal de apoyo en entornos de atención médica en la región de Amhara. La magnitud de la tuberculosis entre los trabajadores de la salud y el personal de apoyo en los entornos de atención médica fue mayor que en la población general (140 por 100.000 habitantes). El estado de implementación de las medidas de prevención y control de la tuberculosis indicó atrasos importantes. Por lo tanto, es necesario mejorar la implementación estricta de los planes desarrollados para el control de la infección por tuberculosis en los entornos sanitarios (11).

En países con una alta incidencia de Tuberculosis, como Gabón, los trabajadores de la salud corren un mayor riesgo de infectarse con Tuberculosis debido a su exposición ocupacional. Además, la transmisión puede ocurrir entre pacientes y visitantes, si no se sospecha a tiempo una infección de tuberculosis. Por lo tanto, el conocimiento sobre la tuberculosis y las medidas correctas de control de infecciones son muy relevantes en los entornos sanitarios. Los resultados una encuesta realizada en este país llevan a suponer que los trabajadores de la salud, tienen un alto riesgo de infectarse con Tuberculosis. Existe una necesidad urgente de mejorar la capacitación en control de la infección por Tuberculosis para el personal sanitario local, en particular para el personal menos capacitado, como las enfermeras auxiliares. Además, la falta de medidas adecuadas de control de infecciones informadas por el personal podría posiblemente estar correlacionada con la falta de estructuras de instalaciones y equipos de protección adecuados y requiere más investigación. (12)

Uno de los eventos religiosos más famosos del mundo es la peregrinación que realizan los musulmanes a la cuidad de La Meca, conocida también como peregrinación Hajj. Por tratarse de un evento multitudinario con alto riesgo de transmisión de enfermedades infecciosas, se realizó un estudio para conocer el nivel de conocimientos del personal de salud a cargo de este evento en la prevención, diagnóstico y manejo de la Tuberculosis, se trató de un estudio transversal para evaluar el conocimiento, la actitud y la práctica de los trabajadores sanitarios desplegados durante el Hajj de 2016 con respecto a la tuberculosis y su manejo mediante un cuestionario autoadministrado anónimo.

Se recopilaron datos de 540 trabajadores sanitarios de 13 hospitales. Los trabajadores sanitarios procedían de 17 países e incluían médicos, enfermeras y otros trabajadores sanitarios no administrativos. Casi la mitad de los trabajadores sanitarios declararon tener experiencia en el trato con pacientes con Tuberculosis. En general, los trabajadores sanitarios tenían un conocimiento promedio (puntuación media de conocimiento del 52%), una actitud superior a la media (puntuación media de actitud del 73%) y buenas prácticas (puntuación media de práctica del 85%) con respecto a la tuberculosis, según nuestro sistema de puntuación y puntos de corte. puntos. Se identificaron lagunas de conocimiento en relación con la definición de tuberculosis MDR/XDR y latente, los resultados de la baciloscopia, la duración del tratamiento estándar para la tuberculosis sensible a los medicamentos, los medicamentos antituberculosos de segunda línea, la vacunación con BCG y el EPP adecuado que se utilizará con pacientes con Tuberculosis activa. Se encontraron malas actitudes en relación con la voluntad de trabajar en la clínica/sala de tuberculosis y con el manejo y tratamiento de los pacientes con tuberculosis. Se informaron malas prácticas al iniciar el tratamiento antituberculoso en casos sospechosos de tuberculosis antes de la confirmación del laboratorio y al no aumentar la ventilación natural en las habitaciones de los pacientes con tuberculosis. La edad, el género, la nacionalidad, la ocupación, la duración de la experiencia laboral y la experiencia en el trato con pacientes con tuberculosis se asociaron con las puntuaciones de conocimiento. La edad y la ocupación se asociaron con las puntuaciones de actitud, mientras que la duración de la experiencia laboral y la ocupación se asociaron con las puntuaciones de práctica. Hubo una correlación positiva débil pero estadísticamente significativa entre la puntuación de conocimiento y actitud (rs = 0,11, p = 0,009) y actitud y práctica (rs = 0,13, p = 0,002).

Si bien los resultados del estudio son alentadores, se identificaron importantes lagunas de conocimiento y algunas malas actitudes y prácticas con respecto a la tuberculosis entre los trabajadores sanitarios durante el Hajj. Esto exige intervenciones multifacéticas para mejorar las capacidades de capacitación de los trabajadores sanitarios en materia de tuberculosis, incluida la educación y capacitación periódicas y personalizadas sobre la tuberculosis, destinadas a aumentar el conocimiento y mejorar el comportamiento. (13)

Los reclusos también pueden transmitir la Tuberculosis, incluidas las cepas resistentes a los medicamentos, a los trabajadores de los centros penitenciarios y a la comunidad. A pesar del riesgo de sesgo y la alta heterogeneidad, se encontró en varias investigaciones que la Tuberculosis latente era la más prevalente entre los trabajadores de centros penitenciarios, principalmente en países con alta carga. Los factores de riesgo de esta variante, sugieren exposición tanto ocupacional como comunitaria. La aparición activa de tuberculosis en países con baja carga sugiere una mayor vulnerabilidad a una infección reciente entre los trabajadores de centros penitenciarios en estos países. Se necesitan medidas sistemáticas de vigilancia y control de infecciones para proteger a estos trabajadores altamente vulnerables. (14)

Por su parte España ocupa el tercer lugar entre los países europeos con mayor prevalencia de Tuberculosis, aunque los datos más recientes, muestran una tendencia a la disminución, lo que significa que puede pasar desapercibido con la posibilidad de omitir las medidas preventivas adecuadas en un caso sospechoso. En los centros donde se atiende a pacientes con tuberculosis, el personal de salud presenta riesgo de transmisión. Este riesgo es mayor en algunas áreas o unidades de trabajo. Los servicios de médicos de salud ocupacional, que monitorean la salud de los trabajadores de la salud, utilizan diferentes estrategias para prevenir y detectar la infección tuberculosa. Las directrices nacionales incluyen la prueba cutánea de la tuberculina como prueba de detección de la infección tuberculosa y mencionan nuevas pruebas de diagnóstico basadas en la detección in vitro del interferón gamma (IGRA) para determinados casos. (15)

En cuanto a guías de manejo para Tuberculosis en el ámbito laboral se destacan la del Instituto Catalán de Salud que abarca aspectos como los siguientes: 1. Diagnóstico de la infección y/o enfermedad tuberculosa 2. Actuación en el cribado de la infección tuberculosa en el personal sanitario 3. Actuación ante una exposición accidental a un paciente con TB activa 4. Actuación del servicio de prevención ante un caso de TB o sospecha de TB en el personal sanitario 5. Criterios de aptitud laboral 6. Medidas preventivas generales 7. Medidas preventivas en trabajadores de especial susceptibilidad 8. Medidas preventivas en embarazo y lactancia. Los aspectos más importantes se resumen en la FIGURA 1.

Figura 1. Algoritmo sobre el manejo de TBC en poblacion trabajadora

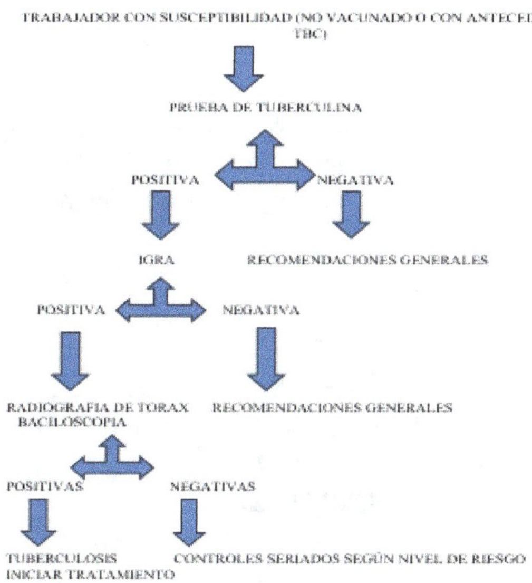

Cuando el trabajador resulta diagnosticado con TBC, debe ser retirado de su lugar de labores durante las primeras 3 semanas posterior al inicio del tratamiento ya que, durante esta ventana, es donde se evidencia el mayor nivel de transmisión de la infección, por su parte el personal sanitario debe utilizar mascarillas con filtro cuando estén en contacto con pacientes infectados. Dentro de los esquemas de manejo recomendados, su duración debe ser mínimo de 6 meses, siendo lo ideal 1 año, el medicamento más utilizado es la Isoniazida, un protocolo de 52 semanas, presentando una efectividad del 90% en la prevención de la enfermedad avanzada, se toma en dosis única de 300 mg día, en caso de alergia o intolerancia se puede utilizar la Rifampicina, sin embargo lo prolongado del tratamiento hace que los trabajadores no sean constantes en su seguimiento, siendo una buena alternativa la combinación de los dos medicamentos por 3 meses, esquema que muestra similar riesgo de toxicidad a si se usara cada uno por separado, siendo una buena opción, el principal riesgo de estos fármacos es la hepatotoxicidad haciéndose necesaria la realización de pruebas de Transaminasas, si estas superan en 3 puntos el valor de referencia es indicación de suspensión inmediata del tratamiento, este control se debe tomar a las 3 semanas de iniciado el tratamiento.

REFERENCIAS

1. Orcau, À., Caylà, J. A., & Martínez, J. A. (2011). Present epidemiology of tuberculosis. Prevention and control programs. *Enfermedades infecciosas y microbiologia clinica, 29 Suppl 1*, 2–7. https://doi.org/10.1016/S0213-005X(11)70011-8.
2. Ketata, W., Rekik, W. K., Ayadi, H., & Kammoun, S. (2015). Les tuberculoses extrapulmonaires [Extrapulmonary tuberculosis]. *Revue de pneumologie clinique*, *71*(2-3), 83–92. https://doi.org/10.1016/j.pneumo.2014.04.001.
3. Cardona P. J. (2018). Pathogenesis of tuberculosis and other mycobacteriosis. Patogénesis de la tuberculosis y otras micobacteriosis. *Enfermedades infecciosas y microbiologia clinica (English ed.)*, *36*(1), 38–46. https://doi.org/10.1016/j.eimc.2017.10.015
4. Suárez, I., Fünger, S. M., Kröger, S., Rademacher, J., Fätkenheuer, G., & Rybniker, J. (2019). The Diagnosis and Treatment of Tuberculosis. *Deutsches Arzteblatt international*, *116*(43), 729–735. https://doi.org/10.3238/arztebl.2019.0729

5. Alsayed, S. S. R., & Gunosewoyo, H. (2023). Tuberculosis: Pathogenesis, Current Treatment Regimens and New Drug Targets. *International journal of molecular sciences*, *24*(6), 5202. https://doi.org/10.3390/ijms24065202
6. Bouzeyen, R., & Javid, B. (2022). Therapeutic Vaccines for Tuberculosis: An Overview. *Frontiers in immunology*, *13*, 878471. https://doi.org/10.3389/fimmu.2022.878471
7. Bi, K., Cao, D., Ding, C., Lu, S., Lu, H., Zhang, G., Zhang, W., Li, L., Xu, K., Li, L., & Zhang, Y. (2022). The past, present and future of tuberculosis treatment. *Zhejiang da xue xue bao. Yi xue ban = Journal of Zhejiang University. Medical sciences*, *51*(6), 657–668. https://doi.org/10.3724/zdxbyxb-2022-0454
8. Bi, K., Cao, D., Ding, C., Lu, S., Lu, H., Zhang, G., Zhang, W., Li, L., Xu, K., Li, L., & Zhang, Y. (2022). The past, present and future of tuberculosis treatment. *Zhejiang da xue xue bao. Yi xue ban = Journal of Zhejiang University. Medical sciences*, *51*(6), 657–668. https://doi.org/10.3724/zdxbyxb-2022-0454
9. Qu, M., Zhou, X., & Li, H. (2021). BCG vaccination strategies against tuberculosis: updates and perspectives. *Human vaccines & immunotherapeutics*, *17*(12), 5284–5295. https://doi.org/10.1080/21645515.2021.2007711
10. Main, S., Triasih, R., Greig, J., Hidayat, A., Brilliandi, I. B., Khodijah, S., Chan, G., Wilks, N., Parry, A. E., Nababan, B., du Cros, P., & Dwihardiani, B. (2023). The prevalence and risk factors for tuberculosis among healthcare workers in Yogyakarta, Indonesia. *PloS one*, *18*(5), e0279215. https://doi.org/10.1371/journal.pone.0279215.
11. Shiferaw, M. B., Sinishaw, M. A., Amare, D., Alem, G., Asefa, D., & Klinkenberg, E. (2021). Prevalence of active tuberculosis disease among healthcare workers and support staff in healthcare settings of the Amhara region, Ethiopia. *PloS one*, *16*(6), e0253177. https://doi.org/10.1371/journal.pone.0253177
12. Vigenschow, A., Edoa, J. R., Adegbite, B. R., Agbo, P. A., Adegnika, A. A., Alabi, A., Massinga-Loembe, M., & Grobusch, M. P. (2021). Knowledge, attitudes and practices regarding tuberculosis amongst healthcare workers in Moyen-Ogooué Province, Gabon. *BMC infectious diseases*, *21*(1), 486. https://doi.org/10.1186/s12879-021-06225-1
13. Alotaibi, B., Yassin, Y., Mushi, A., Maashi, F., Thomas, A., Mohamed, G., Hassan, A., & Yezli, S. (2019). Tuberculosis knowledge, attitude and practice among healthcare workers during the 2016 Hajj. *PloS one*, *14*(1), e0210913. https://doi.org/10.1371/journal.pone.0210913
14. Grenzel, M. L., Grande, A. J., Paniago, A. M. M., Pompilio, M. A., de Oliveira, S. M. V. L., & Trajman, A. (2018). Tuberculosis among correctional facility

workers: A systematic review and meta-analysis. *PloS one*, *13*(11), e0207400. https://doi.org/10.1371/journal.pone.0207400

15. Casas, I., Dominguez, J., Rodríguez, S., Matllo, J., Altet, N., SEPAR, GEIM, SEIMC, AEEMT, & Programa de Prevención y control de la Tuberculosis (Catalan Public Health Agency) (2015). Guía para la prevención y control de la tuberculosis en el personal sanitario [Guidelines for the prevention and control of tuberculosis in health care workers]. *Medicina clinica*, *145*(12), https://doi.org/10.1016/j.medcli.2015.06.018

INFECCION POR EL VIRUS DE LA RABIA

1. VIROLOGÍA Y FISIOPATOLOGÍA

La Rabia es una encefalitis aguda causada por la infección por el virus de la Rabia (RABV), que pertenece a la familia de virus Rhabdoviridae. Causa alrededor de 59.000 muertes humanas por año y generalmente es fatal, una vez que comienzan a aparecer los signos y síntomas. La rabia sigue siendo muy prevalente y no se reporta lo suficiente, particularmente en países de ingresos bajos y medianos como Asia y África, donde hay falta de acceso a la atención médica y los perros domésticos no están ampliamente vacunados. Aunque no es común en los EE. UU., la rabia se transmite principalmente por animales salvajes como murciélagos, mapaches, zorrillos y zorros. Los perros y gatos domésticos también corren el riesgo de contraer rabia si no han sido vacunados. Los carnívoros más grandes, como coyotes, linces, pumas, lobos, osos, marmotas y castores, también deben considerarse rabiosos (a menos que se demuestre lo contrario) si están involucrados en un ataque no provocado contra una persona. La vacuna contra la rabia puede prevenir el 99% de las muertes si se administra inmediatamente después de la exposición. Existen dos estrategias principales de vacunación para la prevención de la rabia: la profilaxis previa a la exposición (PrEP) y la profilaxis posterior a la exposición (PEP).[1]

Como única proteína de la superficie del virión, la glicoproteína del virus de la rabia (RABV-G) media la entrada a la célula huésped. En cuanto a los mecanismos que le confieren efectividad a las vacunas existentes en la actualidad encontramos la presencia de anticuerpos neutralizantes protectores unidos a los epítopos de RABV-G bloqueando la proteína en la conformación previa a la fusión. Las mutaciones dirigidas pueden estabilizar de manera similar a RABV-G en la conformación previa a la fusión, un paso clave hacia el diseño de vacunas guiadas por su estructura. Estos datos revelan la arquitectura de orden superior de una diana terapéutica clave y la base estructural de la neutralización mediante anticuerpos que se unen a dos sitios antigénicos clave, y esto facilitará el desarrollo de vacunas mejoradas y anticuerpos profilácticos. [2]

Es bien sabido que la inmunidad innata es la primera línea fundamental de defensa del huésped contra la infección viral. Monitorea los patógenos invasores reconociendo los patrones moleculares asociados a los patógenos y los patrones moleculares asociados al peligro a través de receptores de reconocimiento de patrones, lo que lleva a la producción de interferones tipo I (IFNα/β), citocinas inflamatorias y quimiocinas, o la activación de la autofagia. o apoptosis para inhibir la replicación del virus. En el caso del RABV, la respuesta inmune innata generalmente se desencadena cuando se muerde o rasca la piel o el músculo. Sin embargo, RABV ha desarrollado muchas formas de escapar o incluso secuestrar la respuesta inmune innata para completar su propia replicación y eventualmente invade el sistema nervioso central (SNC). Una vez que el RABV llega al SNC, no puede ser eliminado por el sistema inmunológico ni por ningún medicamento. Se ha establecido que cepas virulentas de Rabia inducen bloqueo de la producción de interferón que es una sustancia que induce la inmunidad antiviral, así mismo la reacción inflamatoria inicial que se produce cuando los linfocitos inician la secreción de interleuquinas genera dilatación vascular a nivel del Sistema Nervioso Central generando permeabilidad de la barrera hemato-encefálica facilitando la colonización cerebral por parte del virus [3].

Con una mortalidad de casi el 100%, el RABV neurotrópico representa una grave amenaza para la salud pública mundial. Aunque se ha hecho un gran esfuerzo para comprender el mecanismo molecular subyacente al ciclo de infección del virus, todavía quedan muchos aspectos por dilucidar, especialmente en los primeros eventos durante el ciclo de replicación del virus. Con la aplicación de múltiples tecnologías avanzadas,

se ha avanzado mucho en estos aspectos. Hasta la fecha se han identificado múltiples receptores, como nAChR, NCAM, p75NTR, mGluR2, carbohidratos y gangliósidos. Después de la unión inicial, la internalización de RABV se produce mediante endocitosis mediada por clatrina (CME) con la ayuda de actina. Después de la entrada viral, se produce el tráfico intracelular. Se han propuesto dos modelos de tráfico retrógrado, según los cuales los viriones completos se empaquetan en vesículas o solo se transportan las cápsides virales. Además, se pueden formar viriones con envoltura completa o ribonucleoproteínas asociadas a vesículas (RNP) que contienen glucoproteinas durante el transporte anterógrado, que sigue estando mal caracterizado pero es importante para la gemación viral. Combinando los datos que aclaran los mecanismos moleculares de la unión, entrada y tráfico intracelular del RABV [4]

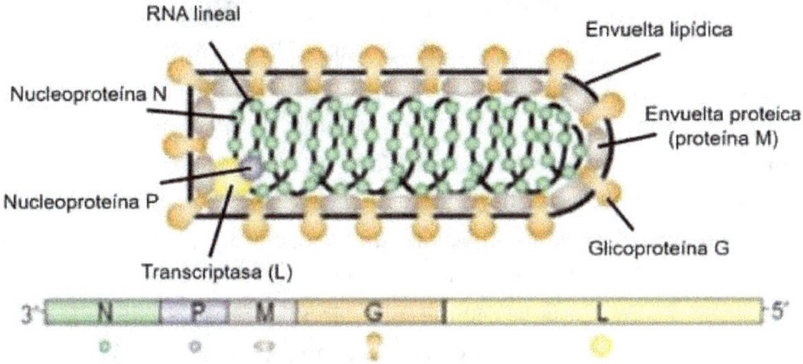

Figura 1. estructura del virus de la rabia. Tomado de https://www.dciencia.es/el-virus-de-la-rabia-como-la-vacunacion-erradico-la-enfermedad-en-espana/

En los EE. UU., la profilaxis postexposición (PEP) a la rabia a menudo se administra sin una evaluación del riesgo de rabia integral y regionalmente apropiada. Para exposiciones de bajo riesgo, esto puede resultar en que los pacientes incurran en gastos de bolsillo o experimenten efectos adversos de la PEP innecesariamente. A raíz de lo anterior se realizó un estudio donde el objetivo era utilizar un modelo para estimar: (1) la probabilidad de que un animal dé positivo al virus de la rabia (RABV) dado que una persona estuvo expuesta, y (2) la probabilidad de que una persona muera de rabia dado que estuvo expuesta a un animal sospechoso de rabia y no recibió PEP, y proponer un umbral de riesgo para recomendar PEP según estimaciones modelo y una encuesta. En este estudio de modelado analítico de decisiones, las tasas de positividad se calcularon utilizando más de 900000 muestras de animales analizadas para detectar RABV entre 2011 y 2020. Se estimaron otros parámetros a partir de un subconjunto de datos de vigilancia y la literatura. Las probabilidades se estimaron utilizando la regla de Bayes. Se administró una encuesta entre una muestra de conveniencia de funcionarios estatales de salud pública en todos los estados de EE. UU. (excepto Hawaii), más Washington, DC y Puerto Rico para determinar un umbral de riesgo para la recomendación de PEP. Se preguntó a los encuestados si recomendarían la PPE dados 24 escenarios de exposición estandarizados y teniendo en cuenta la epidemiología local de la rabia. Como resultados se obtuvo un total de 1728 observaciones únicas del modelo para la probabilidad de que un animal diera positivo a RABV dado que una persona estuvo expuesta, y 41472 para) la probabilidad de que una persona muriera de rabia dado que estuvo expuesta. a un animal sospechoso de rabia y no recibió PEP. La probabilidad mediana de que un animal diera positivo en la prueba de RABV dado que una persona estuvo expuesta osciló entre 3×10^{-5} y 0,97, mientras que la probabilidad de que una persona muriera de rabia dado que estuvo expuesta a un animal sospechoso de rabia y no recibió PEP osciló entre 1×10^{-10} y 0,55. Cincuenta funcionarios de salud pública de una muestra objetivo de 102 respondieron a la encuesta. Mediante regresión logística se estimó un umbral de riesgo para la recomendación de PEP de 0,0004; dejando como conclusión que no se recomienda la PEP para exposiciones con probabilidades inferiores a este umbral. [5] Con lo anterior se busca racionalizar el uso de la vacuna y aplicarse solo en aquellos casos donde se presente un evento de verdadero riesgo para el paciente, más adelante se mostrarán las guías utilizadas por el Ministerio de Salud de Colombia, donde se muestra claramente aquellos escenarios donde realmente está indicada la vacuna, obligando al profesional de la salud indagar previamente las condiciones de modo, tiempo y lugar donde ocurrió la exposición y así valorar el verdadero riesgo de infección.

Las medidas profilácticas existentes en la actualidad consisten en la vacuna combinada con inmunoglobulinas antirrábicas purificadas de origen equino o humano. Sin embargo, en general, los protocolos de profilaxis post-exposición son largos y costosos. Además, las inmunoglobulinas utilizadas para la seroterapia asociada son costosas y no están ampliamente disponibles en los países en desarrollo. Se han desarrollado enfoques para abordar estos dos temas que ofrecen esperanzas de un cambio de paradigma en beneficio de las poblaciones expuestas. Por último, la vacunación masiva contra la rabia en perros, que es la medida más rentable para prevenir la rabia en humanos, es difícil de implementar y, en ocasiones, tiene una eficacia moderada. La identificación y el análisis de los factores epidemiológicos que condicionan la circulación del virus en las poblaciones de perros permiten una mejor comprensión de los puntos de control clave que deben asociarse con estas campañas para una mayor eficacia. [6]

La falta de cumplimiento de las pautas recomendadas de profilaxis post-exposición a la rabia por parte de los médicos durante encuentros con casos de reexposición a mordeduras de animales genera enormes costos económicos evitables, desperdicio de recursos escasos y es un problema de salud importante pero descuidado. Los desafíos encontrados en el manejo de casos de reexposición a mordeduras de animales surgen de deficiencias en el sistema de salud existente y reflejan un dilema ético que se pasa por alto y en gran medida no se informa. Los proveedores de atención médica, al gestionar las demandas éticas que surgen de esta situación, generalmente tienden a defender el principio de no maleficencia y pasan por alto las exigencias de justicia distributiva y autonomía del paciente. [7] El conflicto ético se explica por el uso indiscriminado de vacunas e inmunoglobulinas en casos en los que no es pertinente su uso, exponiendo al paciente a efectos secundarios innecesarios y aumentando los costos al sistema de salud que ya como se mencionó en el anterior apartado estas terapias son costosas y de difícil acceso en países en vía de desarrollo imponiéndose la necesidad imperiosa al personal sanitario el conocer a profundidad las guías de manejo existentes y ponderar la verdadera pertinencia de utilizar estas formas de prevención y tratamiento.

Para prevenir las muertes por rabia humana, se necesita una estrecha comunicación entre el sector de salud veterinaria y humana para un tratamiento oportuno y adecuado después de una exposición a una mordedura. Las buenas prácticas de tratamiento y la comunicación eficiente dependen de los conocimientos y prácticas de los trabajadores de salud humana y de los veterinarios. Los participantes fueron evaluados mediante un cuestionario antes y después de la capacitación para conocer los conocimientos básicos sobre la rabia y la mejora de estos conocimientos tras la formación. Además de 20 preguntas sobre rabia derivadas de la plataforma educativa de la Alianza Global para el Control de la Rabia, los cuestionarios incluyeron una autoevaluación de conocimientos previa a la capacitación y una evaluación del curso posterior a la capacitación. En total, 247 participantes del taller con distintos niveles educativos respondieron al menos a un cuestionario. Alrededor del 75% de los encuestados pertenecían al sector de la salud humana y el 20% al sector veterinario. El nivel de conocimiento no difirió significativamente entre los dos sectores ni entre los entornos laborales rurales o urbanos. Los encuestados con un título universitario obtuvieron puntuaciones significativamente más altas en el cuestionario previo y posterior a la capacitación en comparación con los encuestados con un título de escuela secundaria o inferior. El conocimiento también dependía de la región de estudio y el sexo del encuestado. En general, ambos sectores comprenden bien la importancia de los enfoques de manejo, como la vacunación de perros para prevenir la Rabia humana. En cuanto al tratamiento, muchos participantes no conocían la cantidad adecuada de dosis necesarias para un ciclo completo de PEP, pero gracias a la capacitación, este conocimiento mejoró. En general, faltaban conocimientos detallados sobre las rutas de transmisión atípicas y la fisiopatología (neurotropismo del virus) y no mejoraron significativamente durante la capacitación. El estudio reveló deficiencias y desafíos considerables en el nivel de conocimientos de los trabajadores de salud humana y veterinaria en Chad. Los programas de control de la rabia deben anticipar estos desafíos para la implementación y proporcionar suficiente tiempo y fondos para talleres de capacitación y seguimiento. [8]

2. ASPECTOS OCUPACIONALES

Un estudio en Hungría monitoreó los efectos adversos y la eficacia de la profilaxis post-exposición en trabajadores de la salud expuestos a un paciente con rabia. En este estudio, 109 trabajadores sanitarios y ocho contactos domésticos fueron candidatos a la profilaxis. Las personas de contacto sin precauciones para el control de infecciones estaban en el Grupo I (alto riesgo: 82 casos). Los trabajadores sanitarios expuestos indirectamente a superficies ambientales se clasificaron en el Grupo II (riesgo bajo: 35 casos). El esquema de la profilaxis fue vacuna antirrábica + inmunoglobulina antirrábica equina en el Grupo I y solo la vacuna en el Grupo II. En todos los casos se observaron efectos adversos locales y sistémicos. La eficacia de la profilaxis post exposición se determinó mediante el desarrollo de la rabia en un seguimiento de seis meses. Se han utilizado 585 dosis de vacuna en 117 casos y inmunoglobulina en 82 casos. 32 enfermeras (39%); 22 técnicos en urgencias (26,8%); 12 médicos (14%); seis técnicos de laboratorio (0,07%); seis técnicos en radiología (0,07%); cuatro limpiadores (0,05%) estaban en el Grupo I (82 casos), respectivamente. Un médico, laboratorista, enfermero y técnico en radiología (0,02%); dos técnicos en urgencias (0,04%) y nueve limpiadores (25,7%) estaban en el grupo II (35 casos), respectivamente. Las vías de transmisión fueron sanguínea en 5 (0,06%); saliva en 14 (17%); sudor en 50 (61%); LCR/suero en cinco (0,06%); relaciones sexuales en uno (0,01%); equipo personal en siete (0,09%) del Grupo I, respectivamente. El contacto indirecto fue la única vía en el Grupo II. Los efectos adversos locales y sistémicos más comunes se observaron en el Grupo I; dolor en el lado de la inyección (19 casos) y fiebre (13 casos). Ambos mostraron diferencias estadísticamente significativas ($P<0,05$). Sólo en un caso se ha observado erupción alérgica. La profilaxis post-exposición fracasó en un caso en el que la posible vía de exposición fueron las relaciones sexuales. La vacunación post exposición es la forma más segura de prevenir la rabia. Las precauciones para el control de infecciones todavía no se aplicaron lo suficiente. Las inmunoglobulinas también son seguras y tienen efectos adversos poco comunes. [9]

Con base en los casos notificados de exposición a la Rabia humana y muertes humanas por Rabia al sistema de vigilancia de salud pública de Colombia entre 2007 y 2016, se realizó un análisis espaciotemporal para identificar escenarios epidemiológicos de alta exposición a la Rabia humana debido a perros, gatos, murciélagos o animales de granja (n = 666.411 casos). La tasa de incidencia de exposición a la Rabia humana se analizó utilizando datos del sistema de información geográfica (distribución espaciotemporal y análisis de conglomerados y valores atípicos (Anselin Local Moran's I) para todas las ciudades de Colombia. La tasa de incidencia de exposición a la rabia humana debida a perros y gatos mostró una tendencia creciente, mientras que la agresión debida a murciélagos y animales de granja fluctuó a lo largo del período analizado. Las muertes humanas por Rabia transmitida por gatos y murciélagos ocurrieron en las regiones Andina y Orinoquia, que tuvieron escenarios urbanos y rurales. El escenario urbano mostró la mayor exposición a la Rabia humana debido a perros y gatos en ciudades caracterizadas por una alta densidad de población humana y un mayor desarrollo económico. Por el contrario, la mayor exposición a la rabia humana en el escenario rural se observó por contacto de mucosas o piel lesionada con saliva de animales de granja infectados con el virus de la rabia, principalmente entre trabajadores del área agroforestal. El escenario de desigualdad mostró algunas ciudades atípicas con alta exposición a la Rabia humana debido a animales de granja principalmente en la región del Pacífico (caracterizada por las tasas de pobreza más altas de Colombia), siendo la población afrodescendiente e indígena la más expuesta. La mayor exposición por picadura de murciélago se observó entre los indígenas residentes en ciudades de la región amazónica como población dispersa (escenario amazónico). Ninguno de los escenarios de alta exposición estuvo relacionado con muertes humanas por rabia debido a la agresión de perros. Los escenarios identificados pueden ayudar a desarrollar mejores sistemas de vigilancia con un enfoque diferencial de la población vulnerable y fortalecerlos en zonas con circulación viral de rabia. [10] evidenciando que el principal foco de infección a nivel ocupacional surge en las áreas rurales, especialmente en personal que labora con animales o en actividades de agricultura, en las áreas urbanas la incidencia y prevalencia tiende a la baja debido a la mejora de las condiciones higiénico sanitarias así mismo como mayor presencia de autoridades realizando cercos epidemiológicos eficaces con el fin de vigilar e intervenir los casos sospechosos, situaciones que no se evidencian en las áreas rurales donde se observa con frecuencia accidentes por mordedura de animales de los cuales se desconoce su estatus de vacunas por lo que desde la diferentes áreas de Salud Ocupacional de las empresas que se dedican a estas actividades es necesario conocer protocolos de manejo que permitan realizar adecuada vigilancia epidemiológica a los casos sospechosos y evitar que se presente sintomatología activa de la enfermedad ya que como se ha mencionado en esta revisión , las tasas de mortalidad son cercanas al 100%.

Como ejemplo el Ministerio de Salud de Colombia clasifica los accidentes rábicos como no exposición, exposición leve y grave sus características principales y manejos recomendados se resumen en la TABLA 1. [11]

NIVEL DE EXPOSICION	DEFINICION	TRATAMIENTO
No exposición	Lesión causada por animal (perro-gato-pequeños roedores observables sin signos de rabia	Lavado de la herida sin suturar, diligenciamiento de ficha notificación epidemiológica
Exposición leve	Lesión causada por animal (perro-gato) no observable o desconocido	Lavado de la herida sin suturar, aplicación vacuna antirrábica 5 dosis según esquema (0-3-7-14-30 días post exposición), diligenciamiento de la ficha de notificación epidemiológica
Exposición grave	Lesión causada por animal (perro-gato) con signos de rabia. Lesión causada por animal silvestre (murciélago-zorro-mico-chigüiro)	Lavado de la herida sin suturar, aplicación inmunoglobulina antirrábica con suero heterólogo 40 UI/kg u homólogo 20 UI/kg, aplicación vacuna antirrábica 5 dosis según esquema (0-3-7-14-30) días post exposición), diligenciamiento de ficha de notificación epidemiológica.

Tabla 1. Manejo del accidente rabico segun nivel de exposicion recomendado por el Ministerio de Salud de Colombia.

Cabe anotar que el esquema de vacunación recomendado en perros y gatos consta de una dosis inicial a los 3 meses, segunda al año, sugiriéndose refuerzos anuales o bianuales

REFERENCIAS

1. Liu, C., & Cahill, J. D. (2020). Epidemiology of Rabies and Current US Vaccine Guidelines. *Rhode Island medical journal (2013)*, *103*(6), 51–53.
2. Ng, W. M., Fedosyuk, S., English, S., Augusto, G., Berg, A., Thorley, L., Haselon, A. S., Segireddy, R. R., Bowden, T. A., & Douglas, A. D. (2022). Structure of trimeric pre-fusion rabies virus glycoprotein in complex with two protective antibodies. *Cell host & microbe*, *30*(9), 1219–1230.e7. https://doi.org/10.1016/j.chom.2022.07.014
3. Zhang, H., Huang, J., Song, Y., Liu, X., Qian, M., Huang, P., Li, Y., Zhao, L., & Wang, H. (2022). Regulation of innate immune responses by rabies virus. *Animal models and experimental medicine*, *5*(5), 418–429. https://doi.org/10.1002/ame2.12273
4. Guo, Y., Duan, M., Wang, X., Gao, J., Guan, Z., & Zhang, M. (2019). Early events in rabies virus infection-Attachment, entry, and intracellular trafficking. *Virus research*, *263*, 217–225. https://doi.org/10.1016/j.virusres.2019.02.006
5. Charniga, K., Nakazawa, Y., Brown, J., Jeon, S., & Wallace, R. M. (2023). Risk of Rabies and Implications for Postexposure Prophylaxis Administration in the US. *JAMA network open*, *6*(6), e2317121. https://doi.org/10.1001/jamanetworkopen.2023.17121
6. Bourhy, H., de Melo, G. D., & Tarantola, A. (2020). Nouveaux aspects de la lutte contre la rage [New aspects of rabies control]. *Bulletin de l'Academie nationale de medecine*, *204*(9), 1000–1009. https://doi.org/10.1016/j.banm.2020.09.036
7. Basu, S., & Garg, S. (2021). Ethical clarity in clinical approaches to rabies prevention in re-exposure cases. *Indian journal of medical ethics*, *VI*(1), 1–4. https://doi.org/10.20529/IJME.2020.091
8. Mbaipago, N., Mindekem, R., Oussiguere, A., Moyengar, R., Naïssengar, K., Madjadinan, A., Zinsstag, J., & Léchenne, M. (2020). Rabies knowledge and practices among human and veterinary health workers in Chad. *Acta tropica*, *202*, 105180. https://doi.org/10.1016/j.actatropica.2019.105180
9. Sener, A., Akman, C., Akca, A., & Varisli, B. (2021). A fatal rabies case and experiences of a mass post exposure prophylaxis among healthcare workers. *Acta microbiologica et immunologica Hungarica*, 10.1556/030.2021.01130. Advance online publication. https://doi.org/10.1556/030.2021.01130
10. Arias Caicedo, M. R., Xavier, D. A., Arias Caicedo, C. A., Andrade, E., & Abel, I. (2019). Epidemiological scenarios for human rabies exposure notified in Colombia during ten years: A challenge to implement surveillance actions with

a differential approach on vulnerable populations. *PloS one*, *14*(12), e0213120. https://doi.org/10.1371/journal.pone.0213120

11. Instituto Nacional de Salud-Ministerio de Salud de Colombia. Atención a pacientes agredidos por animales potencialmente transmisores de Rabia. Disponible en https://www.minsalud.gov.co/sites/rid/Lists/BibliotecaDigital/RIDE/VS/PP/SA/afiche-algoritmo-de-atencion-rabia.pdf

INFECCION POR BRUCELOSIS

1. BACTERIOLOGIA Y PATOGENIA

La brucelosis es una zoonosis común que afecta a medio millón de personas cada año. La forma más común de infección es mediante el consumo de leche o productos lácteos no pasteurizados. Las manifestaciones generales son las de fiebre con síntomas generalizados e inespecíficos. El sistema nervioso se ve afectado en un 4-7% de los casos, las manifestaciones a este nivel son variadas e incluyen meningoencefalitis y afectación del sistema nervioso periférico. El diagnóstico se basa en el cultivo, que es engorroso y puede ser generar falsos negativos. Las pruebas de aglutinación también se destacan dentro de los métodos diagnósticos más utilizados. El tratamiento es de 3 a 6 meses con una terapia combinada que incluye doxiciclina, rifampicina y ceftriaxona. La cuestión principal es la prevención y mejores prácticas en la cría de animales. [1]

Causada por varias especies bacterianas de Brucella, afecta principalmente al ganado y la vida silvestre y plantea importantes amenazas a la salud pública, especialmente en regiones con estándares de higiene, seguridad alimentaria y atención veterinaria subóptimos. Las infecciones humanas ocurren al consumir productos animales contaminados o al interactuar con animales infectados, el aumento de cepas de Brucella resistentes a los antibióticos plantea un nuevo desafío en el control de esta patología. La vacunación animal es una estrategia potencial para frenar la propagación de la infección, particularmente con el ganado. [2]

Los principales mecanismos de evasión del sistema inmunológico del huésped por Brucella implican el bloqueo y el entorpecimiento de diferentes procesos inmunológicos tales como la activación de la vía del complemento y las vías de señalización de los receptores linfocitarios, la interferencia con la presentación eficiente del antígeno a los linfocitos T CD4 positivos, la alteración selectiva de las vías de autofagia, la inhibición de la estimulación de las células dendríticas, la inhibición de fusión autofagolisosomal y apoptosis de macrófagos. Muchas vías moleculares y celulares contribuyen a la brucelosis y los microARN tienen una función vital en la inmunopatogénesis de esta enfermedad. En este sentido, estas moléculas cumplen sus funciones modulando diversos eventos como reacciones inflamatorias y defensa inmune. Recientemente, en el caso de la inmunidad a la brucelosis humana, se ha demostrado que los microARN desempeñan un papel importante en la inmunidad contra estas bacterias, ya que la afectación de la expresión génica a través de estas partículas resta efectividad al sistema inmune en los procesos descritos anteriormente, favoreciendo la supervivencia bacteriana que puede estar en estado latente por años, principalmente en los ganglios linfáticos y el sistema reticuloendotelial. Los hallazgos recientes sugieren que la regulación de la expresión de microARN se ve afectada durante la infección por brucelosis, lo que puede contribuir a la progresión o inhibición de la enfermedad al modular las respuestas inmunes contra este patógeno [3].

Como ya se mencionó sus síntomas inespecíficos e incluso pueden confundirse con otras zoonosis este el caso de la fiebre Q, que es una infección causada por la bacteria Coxiella Burnetii y que produce abortos en el ganado vacuno, ovino, caprino, la fiebre, sudoración y la fatiga se asociaron con la brucelosis, mientras que la fiebre, la cefalea y la fatiga se asociaron significativamente con la fiebre Q, como se puede apreciar no es fácil la distinción entre estos dos cuadros. [4]

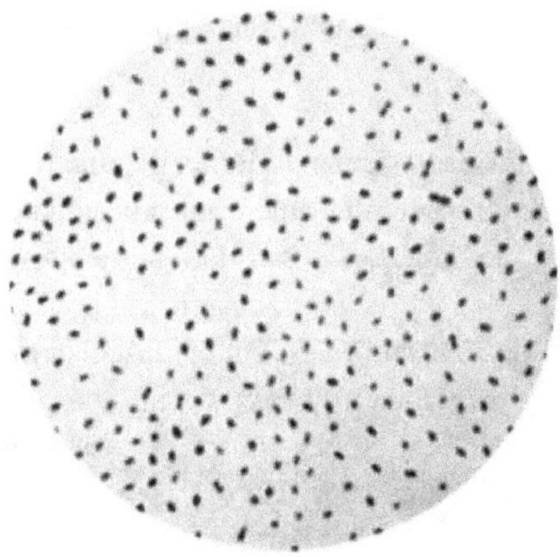

Figura 1. Imagen de multiples estructuras de brucella mellitensis causante de la brucelosis humana. Tomado de pagina web agencia catalana de seguridad alimentaria.

2. DIAGNOSTICO Y TRATAMIENTO:

El tratamiento rápido y adecuado de la brucelosis humana sigue siendo la estrategia más importante en su gestión, ya que hasta el momento no es posible erradicar la brucelosis animal y no existe una vacuna adecuada para los seres humanos. El objetivo del tratamiento antibrucelar es aliviar y acortar el período sintomático y reducir las complicaciones, las recaídas y la cronicidad. Las tendencias contemporáneas en el tratamiento de la brucelosis humana se basan en la capacidad de la bacteria para persistir en los macrófagos del huésped mediante la inhibición de la fusión de fagolisosomas y para sobrevivir durante períodos prolongados intracelularmente sin restringir las funciones celulares básicas. Por ello, y a pesar de un tratamiento antibiótico satisfactorio, las recaídas y los fracasos terapéuticos son hasta cierto punto inevitables. Los principios actuales para el tratamiento de la brucelosis abogan por un tratamiento de duración suficientemente larga combinado con regímenes antimicrobianos que posean actividad en el ambiente ácido intracelular. Los esquemas más utilizados en la actualidad abarcan por una parte la combinación de Doxiciclina + Rifampicina y por otro lado Ciprofloxacina + Rifampicina, con tasas de efectividad y presencia se efectos secundarios similares. En el futuro, se podrían incorporar otros agentes antimicrobianos, inmunomodulación, disminución del ambiente ácido intracelular o desarrollo de agentes que actuarían sobre objetivos bacterianos moleculares bien definidos para mejorar los efectos terapéuticos. [5]

La brucelosis es una zoonosis mundial que afecta la salud animal y humana. Hasta ahora, no existe ninguna vacuna eficaz autorizada para la brucelosis en humanos. Las existentes tienen varios inconvenientes, como la virulencia residual y la interferencia de las pruebas serológicas convencionales. Con el desarrollo de tecnologías de recombinación de ADN y la finalización de la secuencia del genoma de Brucella, gran parte de la investigación se centra en la búsqueda de posibles vacunas más seguras y eficaces. Los estudios preliminares han demostrado que las nuevas vacunas, incluidas las vacunas atenuadas genéticamente modificadas, las vacunas de subunidades y otras posibles vacunas, tienen niveles más altos de protección, pero todavía existen algunos problemas relacionados con los efectos secundarios y la falta de evidencia sobre inmunidad a largo plazo. [6]

La CFDA (China Food and Drugs Administration) aprobó LFA (Análisis de Flujo Lateral) y la prueba de ELISA como alternativas aceptables para el diagnóstico de laboratorio de la brucelosis, esto según los criterios establecidos por las Directrices de diagnóstico para la brucelosis humana de 2019. Ambas pruebas son serológicas evidenciando sensibilidad y especificidad similares, la prueba de ELISA es un ensayo de inmunoabsorción ligado a enzimas mientras que la LFA es en ensayo de fluorescencia también ligado a enzimas [7]

El contexto socioeconómico nos permite comprender mejor porque es más prevalente en África y algunas zonas de Asia, así mismo debemos dimensionar la importancia que tiene en su intervención, la vigilancia, el diagnóstico, control y tratamiento de los casos detectados desde el punto de vista ocupacional, ya que es el principal foco de transmisión de Brucelosis de animales a humanos. [8]

3. ASPECTOS OCUPACIONALES

Los casos reportados como enfermedades laborales son causadas por patógenos zoonóticos, que se propagan a los humanos a través de diversos tipos e intensidades de contacto entre humanos y ganado en el trabajo. Hoy, la brucelosis humana y la tuberculosis siguen siendo las enfermedades profesionales zoonóticas más predominantes en todo el mundo. No se conoce bien el porcentaje real de casos notificados en diversos grupos ocupacionales relacionados especialmente con la ganadería. Diversos estudios mencionan prevalencia de TBC en ganadería del 19% y de Brucelosis cercana al 14%, la Brucelosis es más prevalente en los trabajadores de mataderos mientras que la TBC se evidenció principalmente en los propietarios del ganado. [9]

Un estudio en Tanzania buscó medir el grado de concientización entre trabajadores de la salud sobre las medidas preventivas en el trabajo contra la Brucelosis, 64 profesionales fueron evaluados, allí se estableció que la mayoría de los participantes no conocían la brucelosis humana. Además, su conocimiento general era inadecuado y las prácticas comunes eran apenas algunas herramientas de diagnóstico y conocimientos sobre cómo gestionar los casos de brucelosis. Estos hallazgos resaltan la necesidad de fortalecer los conocimientos, las prácticas y las capacidades de diagnóstico de los trabajadores de salud de primera línea relacionados con la brucelosis. [10]

Otro estudio en Sudáfrica buscó realizar evaluación serológica a trabajadores de granjas y veterinarios, se utilizaron pruebas diagnósticas como ELISA, la Rosa de Bengala que mide los niveles de IgM-IgG para Brucella, ELISA mostró la mayor sensibilidad arrojando resultado positivo en el 20% de las muestras examinadas, en cuanto a los conocimientos y actividades de autocuidado, sólo el 22,2% de los funcionarios veterinarios optan por visitar una clínica, un médico o un hospital en respuesta a síntomas similares a los de la brucelosis que ellos mismos experimentan, en comparación con el 74,9% de los trabajadores agrícolas. De los participantes seropositivos el 53% no visitó una clínica en respuesta a síntomas similares a los de la brucelosis. [11]

Otro estudio del tipo metaanálisis evaluó un total de setenta y nueve artículos originales que informaban los niveles de concienciación sobre la brucelosis en poblaciones de 22 países. El nivel total de concienciación sobre la brucelosis fue del 55,5%, y los niveles de concientización sobre la naturaleza zoonótica de la brucelosis, el modo de transmisión de la brucelosis, los signos de brucelosis humana y los signos de brucelosis animal fueron 37,6%, 35,9%, 41,6% y 28,4%. respectivamente. El nivel de conciencia conjunto fue mayor que el nivel de conocimiento relacionado con la brucelosis. Los análisis de subgrupos mostraron que no hay diferencias obvias en los niveles de concienciación sobre la brucelosis entre las poblaciones de alto riesgo en Asia y África. Los trabajadores de la salud (incluidos los trabajadores de salud humana y los veterinarios) tenían la mayor conciencia y conocimiento general sobre la brucelosis humana. Los niveles generales de conciencia y conocimiento de los propietarios de ganado (agricultores) y pastores fueron más altos que los de los productores de leche y los trabajadores de los mataderos. Además, los niveles de conciencia y conocimiento eran mayores entre las personas que participaban en la producción de animales bovinos, caprinos y ovinos o en la producción de animales caprinos y ovinos que entre las personas que participaban únicamente en la producción de animales bovinos. [12]

Se realizó un estudio transversal en Nigeria, en los tres mataderos de distrito senatorial del estado de Bauchi. Los trabajadores del matadero (n=284) fueron seleccionados mediante muestreo aleatorio estratificado. Los datos se recogieron mediante un cuestionario adaptado. Las muestras de suero recolectadas se analizaron para detectar brucelosis con la prueba en placa de rosa de bengala (RBPT) y se analizaron con un ensayo inmunoabsorbente ligado a enzimas (ELISA). Los participantes seropositivos dieron positivo tanto para RBPT como para ELISA. Los datos se describieron en proporciones y se analizaron mediante análisis bivariado y multivariado. La atención de partos de animales, el sacrificio de estos y el consumo de alimentos en los mataderos se evidenciaron como actividades de alto riesgo de transmisión, siendo los principales focos para intervenir con mejora en medidas de bioseguridad para disminuir las tasas de propagación. [13]

Regularmente se informa sobre la exposición confirmada de personas sanas a Brucella, y cada vez los profesionales de la salud se preguntan cuál es el tratamiento óptimo. Los infectados suelen ser personal de laboratorios de biología (médicos, veterinarios, investigadores), viajeros y profesionales del sector agrícola. Al respecto la guía elaborada por la French Infectious Disease Society (French acronym SPILF), nos despeja estas dudas tal y como se resume en la FIGURA 2. [14]

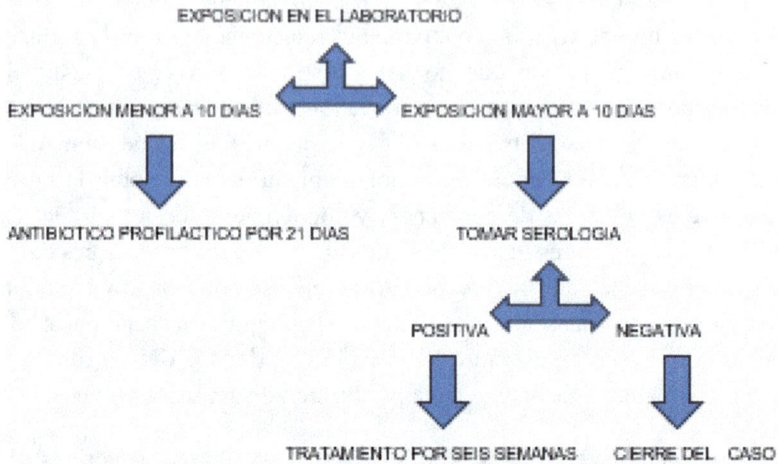

Figura 2. Algortimo para el manejo de la exposicion a brucelosis en trabajadores sanitarios a nivel de laboratorios clinicos segun la SPILF

REFERENCIAS

1. Shakir R. (2021). Brucellosis. *Journal of the neurological sciences*, *420*, 117280. https://doi.org/10.1016/j.jns.2020.117280
2. Qureshi, K. A., Parvez, A., Fahmy, N. A., Abdel Hady, B. H., Kumar, S., Ganguly, A., Atiya, A., Elhassan, G. O., Alfadly, S. O., Parkkila, S., & Aspatwar, A. (2023). Brucellosis: epidemiology, pathogenesis, diagnosis and treatment-a comprehensive review. *Annals of medicine*, *55*(2), 2295398. https://doi.org/10.1080/07853890.2023.2295398.
3. Kazemi, S., Mirzaei, R., Sholeh, M., Karampoor, S., Keramat, F., Saidijam, M., & Alikhani, M. Y. (2021). microRNAs in human brucellosis: A promising therapeutic approach and biomarker for diagnosis and treatment. *Immunity, inflammation and disease*, *9*(4), 1209–1218. https://doi.org/10.1002/iid3.519
4. Ta, N., Mi, J., Li, X., Guo, W., Yu, G., Li, G., Pang, S., Bai, W., Liu, Q., Zhao, H., Wei, G., Fan, M., & Wen, Y. (2022). Epidemiological Characteristics and Clinical Manifestations of Brucellosis and Q Fever Among Humans from Northeastern Inner Mongolia. *Infection and drug resistance*, *15*, 6501–6513. https://doi.org/10.2147/IDR.S381370

5. Bosilkovski, M., Keramat, F., & Arapović, J. (2021). The current therapeutical strategies in human brucellosis. *Infection*, *49*(5), 823–832. https://doi.org/10.1007/s15010-021-01586-w
6. Hou, H., Liu, X., & Peng, Q. (2019). The advances in brucellosis vaccines. *Vaccine*, *37*(30), 3981–3988. https://doi.org/10.1016/j.vaccine.2019.05.084
7. Jiang, H., Feng, L., & Lu, J. (2020). Updated Guidelines for the Diagnosis of Human Brucellosis - China, 2019. *China CDC weekly*, *2*(26), 487–489. https://doi.org/10.46234/ccdcw2020.129
8. O'Callaghan D. (2020). Human brucellosis: recent advances and future challenges. *Infectious diseases of poverty*, *9*(1), 101. https://doi.org/10.1186/s40249-020-00715-1
9. Mia, M. M., Hasan, M., & Pory, F. S. (2022). Occupational exposure to livestock and risk of tuberculosis and brucellosis: A systematic review and meta-analysis. *One health (Amsterdam, Netherlands)*, *15*, 100432. https://doi.org/10.1016/j.onehlt.2022.100432
10. Mligo, B. J., Sindato, C., Yapi, R. B., Mathew, C., Mkupasi, E. M., Kazwala, R. R., & Karimuribo, E. D. (2022). Knowledge, attitude and practices of frontline health workers in relation to detection of brucellosis in rural settings of Tanzania: a cross-sectional study. *One health outlook*, *4*(1), 1. https://doi.org/10.1186/s42522-021-00056-5
11. Govindasamy, K., Etter, E. M. C., Harris, B. N., Rossouw, J., Abernethy, D. A., & Thompson, P. N. (2021). Knowledge of Brucellosis, Health-Seeking Behaviour, and Risk Factors for *Brucella* Infection amongst Workers on Cattle Farms in Gauteng, South Africa. *Pathogens (Basel, Switzerland)*, *10*(11), 1484. https://doi.org/10.3390/pathogens10111484
12. Zhang, N., Zhou, H., Huang, D. S., & Guan, P. (2019). Brucellosis awareness and knowledge in communities worldwide: A systematic review and meta-analysis of 79 observational studies. *PLoS neglected tropical diseases*, *13*(5), e0007366. https://doi.org/10.1371/journal.pntd.0007366
13. Igawe, P. B., Okolocha, E., Kia, G. S., Irmiya, I. B., Balogun, M. S., & Nguku, P. (2020). Seroprevalence of brucellosis and associated risk factors among abattoir workers in Bauchi State, Nigeria. *The Pan African medical journal*, *35*, 33. https://doi.org/10.11604/pamj.2020.35.33.18134
14. Yagupsky, P., Morata, P., & Colmenero, J. D. (2019). Laboratory Diagnosis of Human Brucellosis. *Clinical microbiology reviews*, *33*(1), e00073-19. https://doi.org/10.1128/CMR.00073-19

INFECCION POR TETANOS

1. EPIDEMIOLOGIA, BACTERIOLOGIA Y PATOGENIA

El tétanos es una enfermedad mortal pero prevenible causada por una neurotoxina proteica producida por Clostridium tetani. Las esporas de C. tetani pueden contaminar una herida necrótica y germinar en una bacteria vegetativa que libera una toxina, denominada neurotoxina tetánica (TeNT). TeNT ingresa a la circulación general, se une a las neuronas motoras y sensoriales periféricas y se transporta retroaxonalmente a la médula espinal. Luego ingresa a las interneuronas inhibidoras y bloquea la liberación de glicina o GABA provocando una parálisis espástica. Esta revisión intenta correlacionar la actividad metaloproteasa de TeNT y su tráfico y localización en el cuerpo de los vertebrados con la naturaleza y secuencia de aparición de los síntomas del tétanos. (1) Los países que reportaron la mayor cantidad de casos de tétanos a la OMS en 2023 son: Angola 921, Filipinas 817, Nepal 768, Costa de Marfil 630 y Pakistán 509. De 1990 a 2019, la incidencia y la tasa de mortalidad por tétanos disminuyeron en todo el mundo. En general, los países con un índice sociodemográfico (IDE) alto tienen tasas de incidencia estándar por edad y tasas de mortalidad estándar por edad más bajas que los países con un IDE bajo. Además, en las regiones con un IDE bajo, los recién nacidos eran el grupo de mayor riesgo de contraer tétanos. En las zonas con alto IDE, la mitad de los casos de tétanos se produjeron en el grupo de edad de más de 70 años. La carga de morbilidad del tétanos fue significativamente mayor en los hombres que en las mujeres. (2). El tétanos es una enfermedad que afecta principalmente al sistema nervioso central y periférico. Las características clínicas del tétanos y su relación con las heridas y lesiones son bien conocidas y se remontan a la antigüedad. El tétanos es sinónimo del término "trismo", un signo cardinal que recuerda los espasmos intensos y dolorosos de los músculos maseteros y la incapacidad de abrir la boca. El tétanos tiene 4 manifestaciones, incluyendo localizada, generalizada, cefálica y neonatal. El tétanos localizado suele tener rigidez muscular localizada. El tétanos generalizado a menudo se presenta con trismo, disfagia y rigidez de nuca asociada con rigidez sistémica y contracciones tónicas. El tétanos cefálico puede presentarse con parálisis de los nervios craneales. El tétanos neonatal se presenta con un paciente irritable y que desarrolla rigidez severa.

El tétanos ahora es poco común en los países desarrollados debido a los eficaces programas de inmunización, pero sigue siendo una amenaza para todas las personas no vacunadas, especialmente en los países subdesarrollados. La mayoría de los casos reportados en los Estados Unidos se atribuyen a personas no vacunadas y a una identificación y tratamiento inadecuados de heridas y lesiones traumáticas.

El tétanos tenía una alta morbilidad y mortalidad en todo el mundo antes del desarrollo del toxoide tetánico en 1924. La primera vacuna no fue muy eficaz y tuvo efectos adversos importantes. En 1938 estuvo disponible una versión mejor y más segura. Se utilizó ampliamente en la década de 1940 durante la Segunda Guerra Mundial para los soldados, lo que resultó en una reducción del 95% en la tasa de tétanos. El toxoide tetánico es considerado mundialmente como el medicamento más seguro y eficaz en el ámbito sanitario. El toxoide tetánico se utiliza en combinación con la difteria y la tos ferina como vacuna (3).

Según el Instituto Nacional de Seguridad y Salud en el Trabajo de España *Clostridium tetani* es un bacilo Gram positivo perteneciente a la familia *Clostridiaceae*. En cultivos frescos los bacilos se tiñen de azul, pero, tras 24 horas de crecimiento, tienden a perder la coloración de Gram y aparecen teñidos de rojo, su tamaño está entre 0,3-2 x 1,5-20 micras. Forma una endospora terminal esférica de mayor diámetro que la célula vegetativa, por lo que la célula con la espora tiene aspecto de palillo de tambor. Presenta movilidad gracias a la presencia de flagelos peritricos, aunque algunas cepas son inmóviles. En relación a su metabolismo, es anaerobio estricto y catalasa negativo.

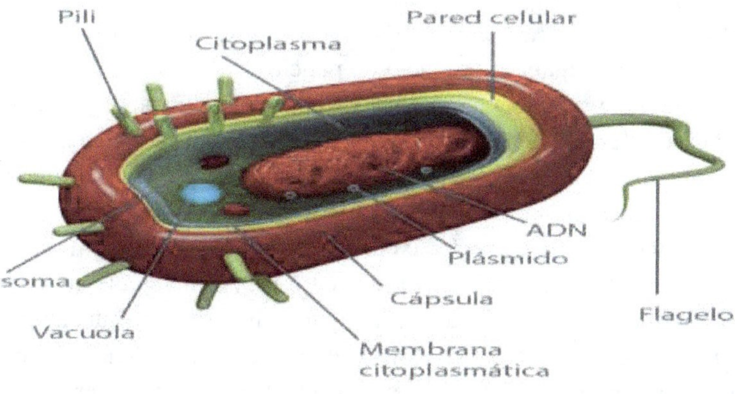

Figura 1. Estructura de clostridium tetani. Tomado de https://elbibliote.com/resources/temas/html/1758.php

2. ASPECTOS CLINICOS

En Brasil una mujer de 62 años acudió al servicio de urgencias tras una caída desde una altura. En el pulgar izquierdo se observó herida abierta sucia y contaminada con tierra, la cual fue suturada. Se administró vacuna antitetánica pero no inmunoglobulina tetánica (TIG). Se inició tratamiento con amoxicilina-clavulonato. Siete días después, el paciente acudió nuevamente a urgencias con dificultad para tragar y dolor de garganta. Fue examinada por médicos de los departamentos de neurología, gastroenterología y otorrinolaringología. Sin embargo, no se diagnosticó ninguna patología. El paciente también comenzó a experimentar espasmos en la parte posterior del cuello. La prueba de espátula para tétanos fue positiva. También se observó Risus sardonicus y trismo. La paciente informó que no había recibido la vacuna contra el tétanos en la edad adulta. El paciente fue aislado en una habitación oscura y tranquila y los cirujanos plásticos desbridaron periódicamente la herida. El tratamiento incluyó la administración de meropenem, linezolid, metronidazol y TIG. El paciente experimentó un paro cardíaco el día 2 de hospitalización y respondió a la reanimación cardiopulmonar. La sedaron debido a contracciones musculares severas y se le realizó una traqueotomía. El día 20 se controlaron las contracciones del paciente. La paciente fue dada de alta y se le recomendó completar sus vacunas contra tétanos, difteria y tos ferina según el calendario de vacunación (4). Un hombre de 57 años de Filipinas que trabajaba como capitán de barco fue llevado al departamento de emergencias con antecedentes de trismo y disfagia de 1 día de evolución. Presentaba una herida ulcerosa de 2 cm en el codo izquierdo producto de punción con barra de hierro 10 días antes. Hasta donde él sabe, no había recibido la vacuna contra el tétanos. El examen físico se destacó por rigidez del músculo masetero y dificultad para tragar. Se diagnostica tétanos. Después de desbridar la herida del paciente, se infiltra con inmunoglobulina antitetánica humana intramuscular. Se inicia manejo con vacuna con toxoide tetánico en el brazo derecho, junto con ceftriaxona (dosis de carga de 2000 mg seguida de 1000 mg cada 12 h) y metronidazol (500 mg cada 6 h). Al día siguiente se desarrolló un espasmo intermitente de la pared torácica y una diaforesis profunda, lo que requirió intubación por disnea progresiva. En la unidad de cuidados intensivos se trató la taquicardia intermitente, la hiperpirexia y el espasmo muscular generalizado del paciente con infusión intravenosa de lorazepam y sulfato de magnesio. El estado del paciente mejoró lentamente y fue dado de alta del hospital 4 semanas después sin secuelas neurológicas. (5) Los anteriores son casos reales donde se evidencia el comportamiento del cuadro clínico del Tétanos, que como ya se ha mencionado prevalece la sintomatología a nivel neurológico con cuadros de espasmos severos, dentro de las herramientas terapéuticas disponibles encontramos los antibióticos, la inmunoglobulina y la vacunación. Actualmente, existen cinco vacunas que contienen toxoide tetánico (DTaP, DTP, Tdap, Td, DT). La nomenclatura es la siguiente: D es para difteria, T es para tétanos, P es para tos ferina y a es para acelular. Las p y d minúsculas simplemente significan toxoide reducido de esa vacuna. La DTP (difteria, tétanos, tos ferina) se utilizó de 1948 a 1991. Se suspendió debido a una reacción adversa a la inyección de enrojecimiento, hinchazón y dolor alrededor del sitio. Dos nuevas vacunas lo reemplazaron en 1992, TDaP y DTaP.

El Comité Asesor sobre Prácticas de Inmunización (ACIP) de los Estados Unidos recomiendan para los niños el esquema propuesto en la TABLA 1. A los no vacunados previamente se les aplicará una serie de tres vacunas. Se administra una dosis cuatro semanas después de la primera dosis y luego la última dosis entre 6 y 12 meses después. Al menos una dosis es Tdap y las otras dos pueden ser Td o Tdap. A partir de entonces también está indicado un refuerzo cada diez años. La razón para aplicar una dosis de refuerzo cada 10 años se debe a la disminución de la inmunidad. Entre 1988 y 1994, la encuesta serológica de los Estados Unidos encontró que se detectaron títulos protectores de anticuerpos contra el tétanos en el 72% de los niños de 6 años, hasta el 91% de los que tienen entre 6 y 11 años, un 47% menos de los de 20 años o más, y sigue disminuyendo significativamente hasta 31% entre quienes tienen más de 70 años. La profilaxis contra el tétanos incluye comprender y conocer las pautas, recomendaciones e indicaciones actuales sobre vacunación contra el tétanos. La clave para la prevención del tétanos es la vacunación, la identificación de las personas en riesgo y la identificación y tratamiento adecuados de las heridas y lesiones traumáticas. (3)

DOSIS INICIALES	2-4-6 meses de edad
REFUERZOS	15 a 18 meses-4 a 6 años-11 a 12 años
MANTENIMIENTO	Posterior cada 10 años

Tabla 1. Esquema de vacunacion antitetanica recomendado por el ACIP de los Estados Unidos

3. ASPECTOS OCUPACIONALES

Un estudio realizado en el hospital de Dalian en China, retrospectivo, unicéntrico, analizando parámetros demográficos y clínicos de sujetos con diferentes traumas y heridas, que desarrollaron tétanos, participaron 12 hombres (70,6%) y 5 mujeres (29,4%). La edad media de los pacientes fue 56,71±9,05 años. Las ocupaciones de los pacientes incluían agricultura (47,0%), jubilados (23,5), confinados en sus hogares

(23,5) y trabajadores (6,0%). Las causas de las lesiones de los pacientes fueron las siguientes: lesión por metal (52,9%), lesión profunda (29,4%), lesión eléctrica (5,9%), lesión de la región maxilofacial y de rodilla (5,9%) y ulceración de la piel (5,9%). La duración de la enfermedad osciló entre 3 y 36 días y el período medio de incubación fue de 12,65 ± 10,17 días. Cuatro pacientes tenían comorbilidades. Los pacientes infectados recibieron antitoxina tetánica (TAT) y tratamiento con antibióticos. Un paciente recibió terapia de reemplazo renal continua (CRRT) y solo un paciente murió. Dejando como conclusiones que aunque el tétanos es una enfermedad grave, con un tratamiento eficaz los pacientes tienen una curación razonable y bajas tasas de mortalidad. (6) Otro estudio en China tuvo como objetivo dilucidar la seroprevalencia de anticuerpos contra el tétanos y la tos ferina entre los trabajadores de la salud. Se recolectaron muestras de sangre de trabajadores de la salud durante el examen médico anual de 2021 en el Primer Hospital Popular de Wuhu. Se emplearon kits de ELISA comerciales para cuantificar los anticuerpos IgG séricos contra la toxina tetánica (IgG anti-TT) y los anticuerpos IgG e IgA contra la toxina pertussis (IgG anti-PT, IgA anti-PT). Una concentración de IgG anti-TT superior a 0,1 UI/ml se consideró seroprotectora contra el tétanos, mientras que las concentraciones de IgG anti-PT ≥ 50 UI/ml o IgA anti-PT ≥ 15 UI/ml fueron indicativas de una infección previa por tosferina. La tasa seroprotectora global para IgG anti-TT fue del 10,43% (92/882), con la tasa seroprotectora más alta (13,91%) en el grupo de 20 a 29 años, seguido por el grupo de 30 a 39 años (10,57%), 40 a 49 años (5,80%), y grupo de 50 a 59 años (5,63%). Dieciocho (2,04%) de los sujetos estudiados fueron positivos a IgG anti-PT, y la tasa positiva en el grupo de 20 a 39 años y en el grupo de 40 a 59 años fue del 1,19% (8/673) y del 4,78% (10/209). respectivamente. Treinta (3,40%) sujetos presentaron niveles de IgG anti-PT ≥ 100 UI/ml y/o IgA anti-PT ≥ 15 UI/ml, lo que sugiere una infección reciente por tosferina en el año anterior. Más de la mitad (503/882, 57,03%) tenían anticuerpos IgG anti-PT indetectables. La mayoría de los trabajadores de la salud en China parecen susceptibles al tétanos y la tosferina, y un subgrupo significativo ha experimentado infección por tosferina. Con lo anterior se recomienda la implementación de vacunas de refuerzo contra estas enfermedades para los trabajadores sanitarios chinos. (7) El tétanos sigue siendo un problema importante en los países del África subsahariana. Un estudio realizado en Somalia midió la conciencia sobre la enfermedad y las vacunas contra el tétanos entre los trabajadores de la salud en Mogadiscio. Este estudio descriptivo, transversal, se programó del 2 al 7 de enero de 2022. Se aplicó de manera presencial un cuestionario compuesto por 28 preguntas a 418 trabajadores de la salud. Solo se incluyeron trabajadores sanitarios mayores de 18 años que vivían en Mogadiscio. Se desarrollaron preguntas sobre características sociodemográficas, enfermedad tetánica y vacunas. El 71,1% de los participantes eran mujeres, el 72% tenía menos de 25 años, el 42,6% eran estudiantes de enfermería y el 63,2% tenía formación universitaria. Se observó que el 46,9% de los voluntarios tenía un nivel de ingresos <250 dólares y el 60,8% residía en el centro de la ciudad. El 50,5% de los participantes recibieron la vacuna contra el tétanos en su infancia. Las preguntas para determinar el nivel de conocimiento de los participantes sobre el tétanos y la vacuna contra el tétanos se respondieron con una precisión de entre el 44 y el 77%. Aunque el 38,5% de los participantes informaron que habían estado expuestos a un trauma al menos una vez al día, la tasa de quienes recibieron tres o más dosis de la vacuna fue solo del 10,8%. Por otro lado, el 51,4% informó haber recibido capacitación sobre tétanos y vacunación. Hubo una diferencia significativa ($p < 0,001$) en cuanto al nivel de conocimientos entre las características sociodemográficas. El miedo a los efectos secundarios fue el motivo más importante para no vacunarse, por lo que se concluye que los trabajadores de la salud en Mogadiscio tienen poco conocimiento sobre la enfermedad del tétanos y las vacunas. Los esfuerzos por mejorar la educación y otros factores serán suficientes para eliminar la desventaja provocada por la estructura sociodemográfica. (8)

Un estudio en China midió el impacto que tiene en el personal sanitario el adecuado seguimiento de las guías de manejo institucionalizadas, las ultimas en ese país son del año 2018, desde noviembre de 2019 hasta abril de 2020, se realizó una encuesta web en la que participaron 499 médicos de urgencias. La encuesta incluyó un cuestionario que abarcaba conocimientos, actitudes y prácticas relacionadas con el tétanos. Se evaluó la influencia de las directrices sobre el tétanos de 2018 en el conocimiento y las prácticas de los médicos de urgencias relacionadas con la prevención del tétanos en pacientes con traumatismos mediante un análisis de regresión múltiple. Los resultados de la encuesta mostraron que sólo el 45,3% de los participantes había recibido capacitación formal sobre la inmunización contra el tétanos, a pesar de que el 53,3% informó la disponibilidad de vacunas contra el tétanos en sus instituciones. Los médicos suelen recetar antitoxina tetánica o TIG humana en lugar de toxoide tetánico (TT) para tratar las lesiones, independientemente del historial de vacunación TT del paciente. Entre los encuestados, quienes conocían las directrices sobre el tétanos de 2018 obtuvieron puntuaciones medias más altas en las escalas de conocimientos generales, riesgos y conocimientos sobre tratamientos, con aumentos del 6 %, 13 % y 9 %, respectivamente, comparados con quienes las desconocían. (9)

Se han realizado estudios a personal de otras actividades laborales, en Pakistán se realizó seguimiento al impacto del tétanos en barrenderos y trabajadores de alcantarillado, Se realizó un estudio transversal durante 2019. Se eligieron cuatrocientos trabajadores de cinco distritos de Karachi utilizando una técnica de muestreo conveniente no probabilística. Se utilizó una versión urdu del cuestionario de calidad de vida BREVE de la OMS para recopilar datos sobre el estado de salud general y la calidad de vida de los trabajadores. Se realizó análisis descriptivo y se utilizó la prueba de Chi cuadrado para la asociación de factores sociodemográficos y calidad de vida. Se utilizó un modelo de regresión múltiple para predecir la calidad de vida de todos los dominios. El valor de p <0,05 se consideró estadísticamente significativo. De 400 trabajadores sanitarios, 228 (57,0%) eran barrenderos y el resto 172 (43,0) eran trabajadores de alcantarillado. La mayoría de los trabajadores 321 (80,3%) eran hombres y 246 (61,5%) eran analfabetos. La gran mayoría de los trabajadores 386 (96,5%) no estaban vacunados contra la fiebre tifoidea, la hepatitis y el tétanos. El noventa y uno por ciento (91%) no utilizaba ningún tipo de dispositivo de seguridad en el trabajo. Los trabajadores varones, los trabajadores casados de ambos sexos y los que tenían cierta educación tenían una calidad de vida un poco mejor que sus homólogos. Los empleados sanitarios también tuvieron una puntuación de calidad de vida más alta que los trabajadores de alcantarillado (valor P <0,05).

Lo anterior deja como conclusión que la mayoría de los trabajadores, especialmente los trabajadores del saneamiento tienen una calidad de vida muy pobre. Además de unas condiciones laborales muy malas, su nivel de vida está muy por debajo del promedio. No se les proporcionó ningún equipo de seguridad. Manejaban aguas residuales y desechos no tratados con sus propias manos y nunca recibieron una vacuna contra la fiebre tifoidea, la hepatitis y el tétanos. (10)

En cuanto a las guías de manejo existentes para manejo de episodios sintomáticos por tétanos se remarca que el tratamiento se puede dar con antibióticos, inmunoglobulinas y por supuesto la vacunación de la que ya se ha hecho referencia, según sea el caso. En primer lugar, el tratamiento sintomático precoz se debe realizar dentro de las primeras 24 horas de ocurrido el evento, este se realiza con lavado general de la herida, recordando que la principal vía de transmisión es percutánea, luego administrando antibióticos e inmunoglobulinas, esta última bloquea la toxina que aún no se ha unido a los receptores de neurotransmisores, en caso de presentarse obstrucción de la vía respiratoria está indicada la intubación y ventilación mecánica, estas recomendaciones se ilustran mejor en la FIGURA 2. (11)

MANEJO INICIAL (PRIMERAS 24 HORAS)

↓

Metronidazol iv, 500 mg cada 6 horas o 1000 mg cada 12 horas, durante 7-10 días. En caso de intolerancia al Metronidazol: Doxiciclina (100 mg cada 12 horas), eventualmente un macrólido o Clindamicina (por 7-10 días)

↓

Inmunoglobulina antitetánica humana (IGTH) 3000-6000 UI IM en dosis única

Figura 2. Recomendaciones para el manejo sintomatico del tetanos en fase aguda

Posteriormente en fase intermedia es decir (2-3 semanas posterior al evento) para manejo de la hiperreactividad del sistema simpático se recomienda 40 mg/kg de **sulfato de magnesio** iv. durante 30 min, luego 2 g/h en infusión continua y 0,25-1 mg/min de **labetalol** iv. o 0,5-1 mg/kg/h de morfina iv. en infusión continua; en caso de necesidad se debe considerar el bloqueo epidural y en la fase de convalecencia es decir entre las siguientes 2-6 semanas terapia de rehabilitación integral de las secuelas neuromusculares producidas e inicio de la vacunación, en pacientes no vacunados esquema completo y en los que ya fueron inmunizados dos dosis con un intervalo de 4 semanas en un lugar diferente al utilizado para la colocación de la inmunoglobulina.

REFERENCIAS

1. Megighian, A., Pirazzini, M., Fabris, F., Rossetto, O., & Montecucco, C. (2021). Tetanus and tetanus neurotoxin: From peripheral uptake to central nervous tissue targets. *Journal of neurochemistry*, *158*(6), 1244–1253.
2. https://doi.org/10.1111/jnc.15330
3. 2.Li, J., Liu, Z., Yu, C., Tan, K., Gui, S., Zhang, S., & Shen, Y. (2023). Global epidemiology and burden of tetanus from 1990 to 2019: A systematic analysis for the Global Burden of Disease Study 2019. *International journal of infectious diseases: IJID: official publication of the International Society for Infectious Diseases*, *132*, 118–126. https://doi.org/10.1016/j.ijid.2023.04.402

4. Farrar, J. J., Yen, L. M., Cook, T., Fairweather, N., Binh, N., Parry, J., & Parry, C. M. (2000). Tetanus. *Journal of neurology, neurosurgery, and psychiatry*, *69*(3), 292–301. https://doi.org/10.1136/jnnp.69.3.292
5. Tartar, A. S., Akbulut, A., & Demirel, İ. (2023). Tetanus: A disease not to be forgotten. *Revista da Sociedade Brasileira de Medicina Tropical*, *56*, e0586. https://doi.org/10.1590/0037-8682-0586-2022
6. Niu, K. Y., & Lin, Y. K. (2019). Generalized tetanus. *CMAJ : Canadian Medical Association journal = journal de l'Association medicale canadienne*, *191*(34), E944. https://doi.org/10.1503/cmaj.190161
7. Fan, Z., Zhao, Y., Wang, S., Zhang, F., & Zhuang, C. (2019). Clinical features and outcomes of tetanus: a retrospective study. *Infection and drug resistance*, *12*, 1289–1293. https://doi.org/10.2147/IDR.S204650.
8. Shi, W., Wang, B., Meng, Q., Zhang, X., Li, Z., He, F., Ying, F., Cong, L., & Yao, K. (2024). Seroprevalence of tetanus and pertussis antibodies among health care workers in Wuhu, China. *Human vaccines & immunotherapeutics*, *20*(1), 2318892. https://doi.org/10.1080/21645515.2024.2318892
9. Doğan, A., Mohamed Alİ, A., Abdullahi Alİ, M., & Orul, H. (2023). Assessment of tetanus Immunization among healthcare workers in Mogadishu, Somalia. *Human vaccines & immunotherapeutics*, *19*(1), 2202128.
10. https://doi.org/10.1080/21645515.2023.2202128
11. Gao, J., Yu, X., Cao, G., He, X., Zhang, P., Walline, J., Wang, Y., Yu, X., Xu, J., Thach, T. Q., & Liu, Y. (2023). Assessing the impact of the 2018 tetanus guidelines on knowledge and practices of emergency physicians in trauma patients: a national survey study. *PeerJ*, *11*, e16032. https://doi.org/10.7717/peerj.16032
12. Fatmi, S. I. A., Mansoori, N., & Mubeen, S. M. (2022). Health Related Quality of Life amongst Sewerage and Sanitary Workers of Karachi, Pakistan. *Pakistan journal of medical sciences*, *38*(7), 1986–1991. https://doi.org/10.12669/pjms.38.7.5697
13. https://empendium.com/manualmibe/tratado/chapter/B76.XI.D.2.

INFECCION POR COVID 19

1. EPIDEMIOLOGIA, VIROLOGIA Y PATOGENIA:

El virus del COVID 19 pertenece a la familia de los coronavirus denominados así por su forma de corona, se han realizado esfuerzos de investigación considerables en todo el mundo para descifrar la respuesta inmune desencadenada ante las infecciones por el coronavirus 2 (SARS-CoV-2), también denominado Síndrome Respiratorio Agudo Severo, identificar los factores impulsores del COVID-19 grave y fatal y comprender qué conduce a la prolongación de los síntomas después resolución de la enfermedad. Según la OMS durante el periodo 2020-2023 se presentaron 774 millones de casos con 7 millones de pacientes fallecidos.(1)

En general los coronavirus se han convertido en una amenaza para la salud mundial debido a su acelerada propagación geográfica durante las últimas dos décadas. Históricamente ha provocado dos pandemias: el síndrome respiratorio agudo severo y el síndrome respiratorio de Oriente Medio seguido del COVID-19 actual surgido en China. Se cree que el virus se adquirió de una fuente zoonótica y se propaga mediante transmisión directa y por contacto. La fase sintomática se manifiesta con fiebre, tos y mialgias hasta insuficiencia respiratoria grave. El diagnóstico se confirma mediante PCR con transcriptasa inversa. El manejo del COVID-19 se realiza con terapia de apoyo y ventilación mecánica en casos graves. Las estrategias preventivas desempeñan un papel importante en la reducción de la propagación pública del virus junto con el aislamiento exitoso de la enfermedad y la contención comunitaria. Actualmente se cuenta con vacunas que fueron rápidamente desarrolladas en medio de la pandemia entre los años 2020-2021, y cuya eficacia fue comprobada al reducir drásticamente las tasas de mortalidad. (2)

El brote de la enfermedad emergente del coronavirus 2 (SARS-CoV-2) (COVID-19) del Síndrome Respiratorio Agudo Grave en China ha llamado la atención mundial y de la Organización Mundial de la Salud (OMS) quien lo declaro pandemia el 11 de marzo de 2020. En cuanto a la estructura de este virus, el β-coronavirus es un genoma viral de ARN monocatenario de sentido positivo, no segmentado y envuelto en un tamaño que varía de 29,9 kb. El virión tiene una nucleocápside compuesta de ARN genómico y proteína nucleocápside fosforilada (N), que está enterrada dentro de bicapas de fosfolípidos y cubierta por el recortador de glicoproteína de espiga (S). La proteína de membrana (M) hemaglutinina-esterasa (HE) y la proteína de envoltura (E) se encuentran entre las proteínas S en la envoltura del virus (B) además de secuencias terminales 5′ y 3′ del genoma del SARS-CoV-2. Lo anterior se ilustra en la **FIGURA 1**.

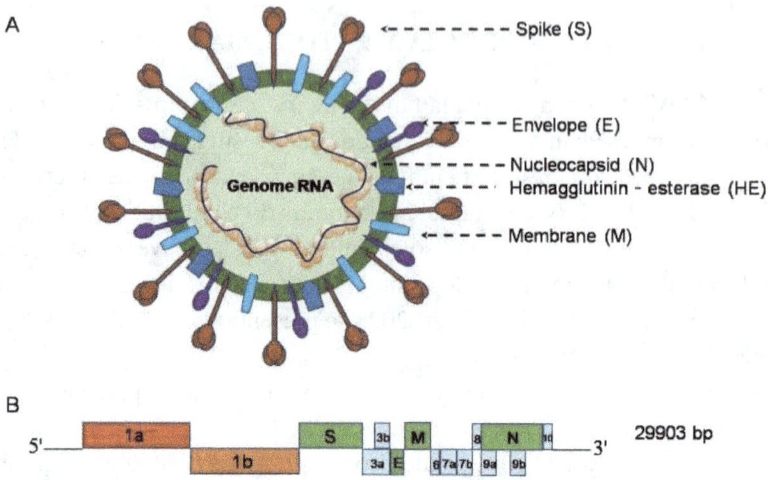

Figura 1. Estructura del virus COVID 19 Tomado de Jin, Y., Yang, H., Ji, W., Wu, W., Chen, S., Zhang, W., & Duan, G. (2020). Virology, Epidemiology, Pathogenesis, and Control of COVID-19. *Viruses*, *12*(4), 372. https://doi.org/10.3390/v12040372

Análisis estructurales exhaustivos revelaron interacciones a nivel atómico entre el CoV y el huésped. La transmisión entre especies y de persona a persona de COVID-19 depende principalmente del dominio de unión al receptor de la proteína Spike y su receptor huésped ACE2. Se identificó una alta expresión de ACE2 en pulmón (células alveolares de tipo II), esófago, íleon, colon, riñón (túbulos contorneados proximales), miocardio, vejiga (células uroteliales) y también recientemente en la mucosa oral. Los receptores ACE2 proporcionan la entrada del virus a las células huésped y también la posterior replicación viral. Los principales factores involucrados en la patogénesis viral de 2019-nCov son la proteína de la subunidad Spike 1, la preparación por la proteasa transmembrana serina-2 (esencial para la entrada y la replicación viral), la interacción del receptor ACE2 con 2019-nCov y la regulación negativa de la proteína ACE2. Estos factores contribuyen a la atrofia, fibrosis, inflamación y vasoconstricción que resultan en daño tisular del huésped. (3)

2. DIAGNOSTICO, TRATAMIENTO Y VACUNACION

Pfizer y Moderna desarrollaron vacunas de ARNm, que codifican la proteína de pico del SARS-CoV-2, mientras que Johnson & Johnson desarrolló una vacuna basada en vectores de adenovirus. La seguridad se ha demostrado en una gran cohorte de participantes en ensayos clínicos, así como en la población general, desde la aprobación de emergencia de la administración de la vacuna en los EE. UU. Los resultados de los ensayos clínicos mostraron que las vacunas Pfizer y Moderna tienen una eficacia del 95,0 % y la vacuna Johnson & Johnson una eficacia del 66,0 % en la protección contra la infección moderada y sintomática por SARS-CoV-2. (4)

El desarrollo de nuevos medicamentos para gestionar la COVID-19 de forma eficaz es un proceso desafiante y que requiere mucho tiempo, lo que fomenta una investigación exhaustiva de los candidatos a reutilización y reposicionamiento de medicamentos. Varios medicamentos, incluidos remdesivir, hidroxicloroquina, cloroquina, lopinavir, favipiravir, ribavirina, ritonavir, interferones, azitromicina, capivasertib y bevacizumab, han sido utilizados para tratar COVID-19, con resultados variables, por lo que por el momento ninguno de estos fármacos ha tenido el nivel de evidencia suficiente como para ser recomendados de manera universal en el tratamiento de los pacientes infectados. (5)

Se utilizan varias técnicas de diagnóstico para detectar infección. Los hallazgos de laboratorio más compatibles con COVID-19 fueron linfocitopenia, proteína C reactiva elevada y velocidad de sedimentación globular elevada. La linfocitopenia se debe a la necrosis o apoptosis de los linfocitos. La gravedad de la linfocitopenia refleja la gravedad de COVID-19. La procalcitonina se eleva con frecuencia y se asoció con coinfección en la mayoría de los casos pediátricos notificados.

La detección de COVID-19 se basa en la detección virológica mediante RT-PCR utilizando hisopos (nasofaringe, orofaringe), esputo y heces, radiografía de tórax y monitoreo dinámico de mediadores inflamatorios (p. ej., citocinas). Las muestras fecales detectadas para el ácido nucleico de COVID-19 fueron igualmente precisas que las muestras de hisopo faríngeo. Los pacientes con COVID-19 mostraron altos niveles sanguíneos de citocinas y quimiocinas como interleucina (IL)-7, IL-8, IL-9, IL-10, factor estimulante de colonias de granulocitos, factor estimulante de colonias de granulocitos y macrófagos, factor de necrosis tumoral alfa y VEGFA. (6). La Asociación Internacional de Intercambio y Promoción de China para la Atención Médica y Sanitaria (CPAM) y Asociación de Hospitales de Investigación de China (CRHA), publicaron recomendaciones sobre el diagnóstico del COVID 19, al respecto los pacientes con COVID-19 se clasificaron en cuatro categorías dependiendo de sus presentaciones clínicas, según lo muestra la TABLA 1.

CATEGORIA	CARACTERISTICAS
LEVE	Los síntomas clínicos son leves sin manifestaciones de neumonía en las imágenes
MODERADO	Síntomas como fiebre y síntomas del tracto respiratorio con manifestaciones de neumonía observadas en las imágenes
SEVERO	Frecuencia respiratoria $\geq$ 30 respiraciones/min; saturación de oxígeno $\leq$93% en estado de reposo; presión parcial arterial de oxígeno (PaO2) /concentración de oxígeno (FiO2) $\leq$300 mmHg. Los pacientes con > 50% de progresión de las lesiones en 24 a 48 h en las imágenes pulmonares
CRITICO	Aparición de insuficiencia respiratoria que requiere ventilación mecánica; presencia de shock; otra insuficiencia orgánica que requiera monitorización y tratamiento en la UCI.

Tabla 1. Categorizacion del nivel de severidad en el diagnostico de COVID 19 segun la asociacion internacional de intercambio y promocion de China para la atencion medica y sanitaria (CPAM) y asociacion de hospitales de investigacion de China (CRHA)

Así mismo indica que los pacientes con diagnóstico clínico deben someterse a pruebas de detección de anticuerpos IgM e IgG específicos del SARS-CoV-2 entre 10 y 14 días después del inicio de los síntomas. La prueba combinada de anticuerpos IgM e IgG es mejor que la de anticuerpos IgM o IgG solos. Casi todas las recomendaciones de los expertos demostraron que los pacientes deben someterse a pruebas de detección de anticuerpos IgM e IgG específicos del SARS-CoV-2 sin importar los resultados de la RT-PCR. En cuanto a la utilidad de las imágenes radiológicas en tórax, las lesiones en pacientes con COVID-19 se distribuyen principalmente de forma unilateral o bilateral en los lóbulos inferiores, sobre todo en zonas periféricas. Los hallazgos imagenológicos habituales para COVID-19 son los siguientes: opacidades en vidrio esmerilado, engrosamiento del tabique interlobulillar, agrandamiento vascular, patrón en empedrado, bandas subpleurales, consolidación y signo del broncograma aéreo. El patrón predominantemente de vidrio esmerilado es más común que otras neumonías virales, mientras que un patrón mixto de vidrio esmerilado y consolidación es menos frecuente que otras neumonías virales. La neumonía por COVID-19 presentó una mayor prevalencia de distribución periférica y afectación de los lóbulos superiores y medios que la neumonía no COVID. En comparación con los pacientes moderados, algunas manifestaciones de la TBC fueron más frecuentes en los pacientes de tipo grave y crítico, como la bronquiectasia por tracción, el engrosamiento del tabique interlobulillar, la consolidación, el patrón en empedrado, la reticulación, el derrame pleural y la linfadenopatía. (6)

3. ASPECTOS OCUPACIONALES

La mayoría de los estudios hacen referencia al personal sanitario, ya que desde el punto de vista ocupacional son los que tienen la mayor exposición al COVID 19, se han emitido recomendaciones de autoprotección para estos trabajadores, un ejemplo de esto son los procedimientos quirúrgicos, se indica que antes de la cirugía se debe valorar el grado de urgencia y es preferible posponer la intervención quirúrgica si no es urgente. Es necesario utilizar material de protección en la situación adecuada y evitar desabastecimientos. Se recomienda concepto por parte de infectología para considerar la cirugía en un paciente con COVID-19. En muchos casos, los pacientes programados son hospitalizados 48 horas antes de la cirugía. Si el paciente es asintomático, se realiza una prueba de tamizaje de reacción en cadena de la polimerasa (PCR) al llegar al paciente. Si el paciente es sintomático, se realizan 2 pruebas con 24 horas de diferencia, combinadas con una tomografía computarizada de tórax. Los anticuerpos no son pruebas de rutina en estas situaciones. Por lo tanto, debemos anticiparnos a esta situación y planificar la modificación del ambiente en estas salas. De hecho, el paso de aire de la sala al exterior debe limitarse lo más posible. Este procedimiento debe planificarse previamente con el área de mantenimiento del hospital, para obtener una presión negativa en la sala. Recomendamos que cada equipo quirúrgico se ponga en contacto con su equipo de ingeniería para estudiar la viabilidad y preparar su estructura para anticipar tal situación.

Se debe colocar un cartel en el exterior de la sala para informar al resto del personal sanitario. El número de personas en el quirófano debe reducirse al mínimo necesario. Es necesario establecer la trazabilidad de todo el personal sanitario presente durante la cirugía. Todo el material necesario para el procedimiento quirúrgico debe estar preparado y presente en el quirófano. Es necesario evitar entrar y salir de la sala tanto como sea posible durante la cirugía. Se prefiere el material desechable.

Todo el personal sanitario en el área de quirófano debe utilizar las siguientes protecciones: gorro, polainas, bata quirúrgica, gafas quirúrgicas, 2 pares de guantes quirúrgicos y mascarillas respiratorias (FFP2 [es decir, mascarillas filtrantes de partículas 2]). Si se dispone del material, es posible utilizar un respirador purificador de aire alimentado por el sistema. El personal debe estar formado para utilizar el material en buenas condiciones, en particular las mascarillas respiratorias FFP2.

El anestesiólogo debe utilizar el mismo equipo de protección cuando se enfrenta a un riesgo muy alto de contaminación durante los procedimientos de intubación y extubación. El paciente debe beneficiarse de una sedación adecuada, que evite la agitación y los episodios de tos. Después de la intubación, se puede agregar una compresa húmeda en la nariz del paciente para evitar la propagación del virus en el aire en caso de tos. Después de la cirugía En cada traslado, el paciente deberá portar mascarilla quirúrgica al salir del quirófano. Se deberá realizar una estricta desinfección del quirófano. El quirófano deberá permanecer cerrado durante 2 horas y luego pasar de nuevo al flujo de aire laminar. Se recomienda la eliminación y destrucción de líquidos y tejidos corporales mediante bolsas que permitan doble cierre, y la destrucción de desechos y líquidos con residuos médicos infecciosos. Para muestras bacteriológicas o anatomopatológicas, utilizar además bolsa hermética con doble cierre y llamar a la entidad encargada de la recolección y disposición final de estos residuos. El personal sanitario deberá desvestirse al finalizar el procedimiento, ayudado por otra persona, debido al riesgo de contaminación durante el mismo. Se podrá solicitar al servicio de infectología del hospital que realice pruebas en el quirófano para comprobar la presencia de virus. El material reutilizable utilizado deberá limpiarse cuidadosamente con los detergentes descontaminantes habituales.

En cuanto a los pacientes, durante el postoperatorio, presentan un alto riesgo de neumonía, fiebre, infecciones, con aumento del nivel de glóbulos blancos, lo que puede dificultar el diagnóstico de infección postoperatoria. Además de la monitorización regular de la temperatura de los pacientes, el personal quirúrgico en contacto también debe controlar su temperatura dos veces al día. La monitorización de la temperatura postoperatoria es necesaria para los pacientes que no corren riesgo y que están siendo tratados por otra patología. Recomendamos el lavado diario de manos tanto al personal como a los pacientes y a sus familiares. Las visitas familiares deben limitarse al mínimo necesario. En el caso de las visitas, los familiares del paciente también deben llevar mascarilla quirúrgica cuando visiten al paciente y el personal debe prestar atención al contacto con los familiares, ya que estos también pueden ser portadores de COVID-19, por lo que es necesario aplicar los procedimientos de protección ante casos sospechosos.

El cirujano debe tomar las máximas precauciones durante el procedimiento quirúrgico para reducir el riesgo de accidentes que impliquen exposición a fluidos y tejidos corporales. En caso de accidente por exposición, se deben seguir los protocolos estándar del hospital para tratar un accidente por exposición a sangre. Se debe contactar inmediatamente al departamento de infectología y se podría considerar la posibilidad de realizar una prueba.

El paciente debe ser despertado en el quirófano. El paciente debe usar una mascarilla quirúrgica tan pronto como se despierte. Una vez más, se debe evitar la sala de recuperación y, si es posible, se debe llevar al paciente de regreso a su habitación directamente. Se debe lograr una ventilación de la habitación durante 30 minutos al final de la cirugía.

En cuanto a los pacientes, durante el postoperatorio, presentan un alto riesgo de neumonía, fiebre, infecciones, con aumento del nivel de glóbulos blancos, lo que puede dificultar el diagnóstico de infección postoperatoria. Además de la monitorización regular de la temperatura de los pacientes, el personal quirúrgico en contacto también debe controlar su temperatura dos veces al día. La monitorización de la temperatura postoperatoria es necesaria para los pacientes que no corren riesgo y que están siendo tratados por otra patología. Recomendamos el lavado diario de manos tanto al personal como a los pacientes y a sus familiares. Las visitas familiares deben limitarse al mínimo necesario. En el caso de las visitas, los familiares del paciente también deben llevar mascarilla quirúrgica cuando visiten al paciente y el personal debe prestar atención al contacto con los familiares, ya que estos también pueden ser portadores de COVID-19, por lo que es necesario aplicar los procedimientos de protección ante casos sospechosos. (7)

La pandemia de COVID-19 tuvo un impacto global significativo en la salud pública. En Italia un estudio investigó qué cambios han experimentado los profesionales de la salud en su actividad profesional y cómo los han afrontado. Se envió un cuestionario a 146 médicos, centrado en tres temas: tipo de actividad realizada durante la pandemia; uso de equipos de protección indivdual (EPI) y acceso a la vacunación. Perfiles actuales de responsabilidad médica relacionados con el COVID-19. El cuestionario fue completado por 111 médicos. El estudio no mostró diferencias significativas en la respuesta al cuestionario en cuanto a las variables demográficas y laborales de los participantes (género, edad, área de especialidad). La mayoría de los médicos ayudaron a pacientes potencialmente positivos, lo que también impuso excepciones a su seguridad. La mayoría de las quejas se referían a la insuficiente provisión de EPI y al compromiso de la atención médica especializada. El interés por la seguridad entre los participantes quedó revelado por el alto cumplimiento de la vacunación, con una cobertura casi completa. Los cuestionarios mostraron que la mayoría de los médicos (72,7%) cree que la atención médica especializada se ha visto perjudicada durante la pandemia de COVID-19. En segundo lugar, un alto porcentaje de participantes (79,8%) expresó la necesidad de una limitación de responsabilidad tanto civil como penal en relación con el trabajo en el tratamiento de pacientes con SARS-Cov-2. En conclusión, esta encuesta intentó contribuir a la identificación de los principales problemas que presentan los profesionales de la salud. Su versatilidad fue un elemento crucial para el manejo de la pandemia, pero también destacó la necesidad de que las instituciones de salud elaboren planes pandémicos en el futuro, con una adecuada y constante actualización. Se expresaron preocupaciones con respecto a los déficits financieros y la protección legal. Es necesario confiar las decisiones políticas para mejorar la asistencia médica y evitar el creciente fenómeno de la medicina defensiva. (8)

En Taiwan un departamento de radiología fue categorizado como "área de alto riesgo" durante el brote de síndrome respiratorio agudo severo (SARS) en 2003 y de manera similar se consideró un "área de alto riesgo" durante la pandemia de coronavirus (COVID-19). El propósito del control de infecciones es aislar a los pacientes con COVID-19 sospechoso o confirmado de las personas no infectadas mediante el uso de equipos, espacios y trabajadores de la salud separados. Se concluyó que se deben priorizar las medidas de control de infecciones para prevenir la propagación nosocomial de la infección. Se estableció un equipo de control de infecciones por COVID-19 en dicho departamento de radiología. Las responsabilidades del equipo consistieron en clasificar a los pacientes con COVID-19 como confirmados o sospechosos, realizar imágenes e informes, desinfectar el equipo y el entorno inmediato, y programar el personal. (9)

Un estudio evaluó el desenlace producido en trabajadores de la Salud en Israel posterior a la vacunación, al respecto se concluyó que los síntomas de la enfermedad por coronavirus (COVID-19) pueden confundirse con efectos secundarios relacionados con la vacuna durante los primeros días después de la inmunización. Entre 4.081 trabajadores sanitarios vacunados en Israel, 22 (0,54%) desarrollaron COVID-19 entre 1 y 10 días (mediana 3,5 días) después de la inmunización, con lo anterior se recomendó que los médicos no deben dar por sentado que los síntomas posteriores a la vacunación son relacionados con la vacuna y deben realizar pruebas de COVID-19 de inmediato. (10)

Hablando de guías de manejo, se destaca la de la Agencia de los Estados Unidos para el Desarrollo Internacional, en la cual describen como factores de riesgo de presentar variante grave del COVID 19 los siguientes: género femenino, mayor de 60 años de edad, diabetes, antecedente de enfermedad cardiovascular y/o respiratorias crónicas, enfermedad neurológica, obesidad y persistencia de cambios radiológicos pulmonares posterior al alta hospitalaria.

Las manifestaciones clínicas según la severidad se resumen en la TABLA 2.

BAJA COMPLEJIDAD	ALTA COMPLEJIDAD
ANOSMIA	TROMBOSIS VENOSA
TOS	MIOCARDIPATIA
DISGEUSIA	PERDIDA DE PESO
FATIGA	POLIURIA
ALOPECIA	POLIDIPSIA
SALPULLIDO	ANSIEDAD-DEPRESION
ANOREXIA	DESCOMPENSACION

Tabla 2. Principales manifiestaciones clinicas del COVID 19 segun grado de severidad de la patologia

Así mismo para clasificar el nivel de riesgo de mortalidad, se propone la siguiente clasificación, que se evidencia en la TABLA 3.

INGRESO A UCI	FACTORES DE RIESGO	RIESGO
SI	SI	ALTO
NO	SI	MEDIO
NO	NO	BAJO

Tabla 3. Clasificación del nivel de riesgo de mortalidad por COVID 19

En términos generales los pacientes de riesgo alto serán de manejo intrahospitalario, los de riesgo medio y bajo se prefiere en tratamiento ambulatorio, principalmente con medicamentos dirigidos a controlar los síntomas presentes. (11)

En el entorno laboral las guías de OSHA recomiendan como medidas preventivas a los empleadores el lavado de manos, facilitar el trabajo desde casa a personal sintomático, el uso de tapabocas para evitar la dispersión de secreciones al toser o estornudar, realizar limpieza y desinfección rutinaria de las superficies y herramientas de trabajo.

Se recomienda realizar en los sitios de trabajo, controles de ingeniería tales como instalar filtros de alta eficiencia, aumentar los índices de ventilación en los sitios de trabajo, proporcionar elementos de protección personal acordes al cargo desempeñado por el trabajador y el nivel de riesgo dado por la frecuencia de contacto con público en general.

Los trabajadores se clasifican según el nivel de riesgo de contagio de la siguiente manera: - MUY ALTO: trabajadores de la salud, -ALTO: Personal de apoyo a trabajadores de la salud tales como conductores de ambulancias, trabajadores de las morgues y/o funerarias, personal administrativo en instituciones sanitarias.- MEDIO: personal en contacto con público en general en lugares distintos a las instituciones de salud tales como escuelas, iglesias, supermercados etc.-BAJO: Todos aquellos que no cumplan criterios para ser clasificados en ninguna de las categorías anteriores.

Para el riesgo bajo más allá de reforzar la educación sobre signos y síntomas de la enfermedad, las guías no recomiendan intervenciones adicionales, incentivar el trabajo en casa, y medidas de cuidado general, para quienes utilizan elementos de protección personal de forma rutinaria en sus actividades, continuar haciéndolo sin modificaciones, para el riesgo medio, se indica la colocación de barreras físicas tales como vidrios en las ventanillas con el fin de disminuir la probabilidad de contacto con secreciones, y restringir el número de personas que puedan acceder y permanecer en las diferentes áreas del lugar de trabajo, colocar dispensarios de tapabocas, gel antibacterial y jabón para el lavado frecuente de manos. Para los riesgos alto y muy alto, se indica la colocación de sistemas apropiados de manejo del aire, utilizar cuartos de aislamiento para ubicar allí al personal sospechoso o sintomático, dotar al personal de trajes y guantes impermeables, así como elementos de protección personal respiratorios especiales con doble filtro con el fin de buscar mayor eficiencia protectora contra el contacto con secreciones. (12)

REFERENCIAS

1. Merad M, Blish CA, Sallusto F, Iwasaki A. The immunology and immunopathology of COVID-19. Science. 2022 Mar 11;375(6585):1122-1127. doi: 10.1126/science.abm8108. Epub 2022 Mar 10. PMID: 35271343.
2. Umakanthan, S., Sahu, P., Ranade, A. V., Bukelo, M. M., Rao, J. S., Abrahao-Machado, L. F., Dahal, S., Kumar, H., & Kv, D. (2020). Origin, transmission, diagnosis and management of coronavirus disease 2019 (COVID-19). *Postgraduate medical journal*, *96*(1142), 753–758. https://doi.org/10.1136/postgradmedj-2020-138234
3. Jin, Y., Yang, H., Ji, W., Wu, W., Chen, S., Zhang, W., & Duan, G. (2020). Virology, Epidemiology, Pathogenesis, and Control of COVID-19. *Viruses*, *12*(4), 372. https://doi.org/10.3390/v12040372
4. Patel, R., Kaki, M., Potluri, V. S., Kahar, P., & Khanna, D. (2022). A comprehensive review of SARS-CoV-2 vaccines: Pfizer, Moderna & Johnson & Johnson. *Human vaccines & immunotherapeutics*, *18*(1), 2002083. https://doi.org/10.1080/21645515.2021.2002083
5. Jin, Y. H., Zhan, Q. Y., Peng, Z. Y., Ren, X. Q., Yin, X. T., Cai, L., Yuan, Y. F., Yue, J. R., Zhang, X. C., Yang, Q. W., Ji, J., Xia, J., Li, Y. R., Zhou, F. X., Gao, Y. D., Yu, Z., Xu, F., Tu, M. L., Tan, L. M., Yang, M., … Chinese Research Hospital Association (CRHA) (2020). Chemoprophylaxis, diagnosis, treatments, and discharge management of COVID-19: An evidence-based clinical practice guideline (updated version). *Military Medical Research*, *7*(1), 41. https://doi.org/10.1186/s40779-020-00270-8
6. Umakanthan, S., Sahu, P., Ranade, A. V., Bukelo, M. M., Rao, J. S., Abrahao-Machado, L. F., Dahal, S., Kumar, H., & Kv, D. (2020). Origin, transmission, diagnosis and management of coronavirus disease 2019 (COVID-19). *Postgraduate medical journal*, *96*(1142), 753–758. https://doi.org/10.1136/postgradmedj-2020-138234
7. Grelat, M., Pommier, B., Portet, S., Amelot, A., Barrey, C., Leroy, H. A., & Madkouri, R. (2020). Patients with Coronavirus 2019 (COVID-19) and Surgery: Guidelines and Checklist Proposal. *World neurosurgery*, *139*, e769–e773. https://doi.org/10.1016/j.wneu.2020.04.155
8. Morena, D., Delogu, G., Volonnino, G., Alessandrini, S., Karaboue, M. A. A., & Arcangeli, M. (2023). COVID-19 Risk Management: a Survey among Italian physicians. *La Clinica terapeutica*, *174*(2), 167–179. https://doi.org/10.7417/CT.2023.2515
9. Chan, W. P., Yao, M. S., Lin, M. F., Chang, H. C., Kosik, R. O., & Lee, W. S. (2021). Management and infection control practices in a Taiwanese radiology

department during the COVID-19 outbreak. *Journal of microbiology, immunology, and infection = Wei mian yu gan ran za zhi*, *54*(3), 349–358. https://doi.org/10.1016/j.jmii.2021.03.012

10. Amit, S., Beni, S. A., Biber, A., Grinberg, A., Leshem, E., & Regev-Yochay, G. (2021). Postvaccination COVID-19 among Healthcare Workers, Israel. *Emerging infectious diseases*, *27*(4), 1220–1222. https://doi.org/10.3201/eid2704.210016
11. Cerrato Grande, A., C. Godínez, E. Tercero y S. Rivera. 2022. Guía práctica para el manejo del paciente con COVID-19 prolongado. Washington, DC: Palladium, Health Policy Plus.
12. OSHA. Guía sobre la Preparación de los Lugares de Trabajo para el virus COVID-19. 2020. Disponible en https://www.osha.gov/sites/default/files/publications/OSHA3992.pdf

CAPITULO II

ASPECTOS EPIDEMIOLÓGICOS EN LA GESTION DEL RIESGO BIOLÓGICO AL INTERIOR DE LAS ORGANIZACIONES

INTRODUCCION

Después de conocer las principales enfermedades infecciosas relacionadas en los ámbitos ocupacionales, es importante aplicar este conocimiento, en la prevención, control y mitigación del riesgo de aparición de estas enfermedades a nivel de las empresas, para lograr este objetivo es necesario conocer las principales herramientas epidemiológicas que incluyen medidas de frecuencia, asociación, tipos de estudio y la metodología para la realización de sistemas de vigilancia epidemiológica, que se han constituido en la normatividad vigente de varios países como una de las principales obligaciones de los empleadores en los programas de Salud Ocupacional, al interior de las empresas.

!!!BIENVENID@S!!!

1. MEDIDAS DE FRECUENCIA

Son las que nos permiten determinar el tamaño del fenómeno a estudiar, al conocer su magnitud nos permite establecer la magnitud y alcance de las medidas de intervención que debemos aplicar al interior de la empresa, ya sea para prevención, mitigación o corrección.

1.INCIDENCIA: Se define como el número de casos nuevos en un periodo determinado de tiempo /población total x 100

2. PREVALENCIA: Se define como el número de casos presentes / población total x 100

La principal diferencia entre estos dos términos radica en que cuando se habla de prevalencia se hace referencia a los casos existentes en la actualidad sin importar cuando adquirieron la condición de estudio.

Ej: En la empresa laboran 80 trabajadores, de los cuales 25 presentan sintomatología respiratoria y en el momento se encuentran aislados, para conocer la prevalencia de individuos en aislamiento por sospecha de infección respiratoria se realiza el siguiente calculo: 25/80x100 = 31.25%

Lo anterior se interpreta que el 31.25% de los trabajadores se encuentran aislados por sospecha de infección respiratoria.

En cambio, para hablar de incidencia, es obligatorio, mencionar el periodo de tiempo en el cual se presentaron los casos, es decir si fueron hace un mes, un año, etc.

En el caso anterior, si de los 25 casos positivos 15 se presentaron en el último mes, la incidencia de casos presentados en el último mes, sería: 15/80 x 100, 18% es decir que el 18% de los trabajadores resultaron positivos en el último mes, mientras que el 31.25% están en la actualidad enfermos sin importar en que momento en el tiempo adquirieron la condición de estudio.

Lo anterior es importante debido a que la prevalencia es necesaria como diagnóstico inicial para conocer el tamaño del evento en estudio, en cambio la incidencia permite conocer la variabilidad del fenómeno en periodos distintos de tiempo, ya que su medición se centra en ciclos definidos por ejemplo semanas, meses, años etc.

2. MEDIDAS DE ASOCIACION

Miden la fuerza con la que un desenlace es causado por un factor del cual se sospecha es su origen: las más utilizadas son el Odds Ratio (OR), Riesgo Relativo (RR) y el Riesgo Atribuible (RA), a continuacion se muestra la manera correcta de utilizar cada uno de ellos en el estudio de enfermedades infecciosas.

1. ODDS RATIO (OR): Se utiliza principalmente en estudios retrospectivos y determina la EL GRADO DE ASOCIACION entre la exposición a un factor de riesgo y la aparición de enfermedad, se considera que si es superior a 1 es porque si existe una **ASOCIACION POSITIVA** entre la exposición y el desenlace final en este caso la enfermedad en cambio sí es menor a 1 es porque no existe asociación o dicho de otra manera constituye un **FACTOR PROTECTOR** ya que disminuyó la **PROBABILIDAD** de enfermar, tiende a comparar los sujetos que se exponen al factor de riesgo vs los que no se exponen, se expresa como razones es decir una fracción donde el numerador no está contenido en el denominador. Se calcula de la siguiente manera:

	CASOS	CONTROLES
EXPUESTOS	A	b
NO EXPUESTOS	C	d

OR: (a/c)/(b/d)

La fórmula anterior contrasta los sujetos expuestos vs los no expuestos al factor de riesgo del cual se sospecha sea la causa del evento a estudiar, se comparan los expuestos enfermos vs los no expuestos enfermos y posteriormente se realiza la misma operación con los sanos, en pocas palabras lo que predomina es el nivel de exposición y de allí se infiere el desenlace, de dicha exposición.

Ejemplo: En una empresa de productos lácteos con 80 trabajadores, 65 de ellos son operativos y trabajan en la pasteurización de la leche, los restantes 15 son administrativos, en los últimos exámenes médicos, se evidenciaron 30 pruebas positivas para brucelosis de las cuales 25 fueron en operativos y los restantes 5 en administrativos. Con lo anterior podemos calcular el OR de la siguiente manera:

	ENFERMOS	SANOS
OPERATIVOS	25	40
ADMINISTRATIVOS	5	10

Para este caso la población expuesta corresponde a los operativos y los no expuestos serían los administrativos, ya que estos últimos no tienen contacto con la leche que sería la fuente de contagio con Brucelosis.

Reemplazando la formula anterior:

(25/40) / (5/10)

0,625 / 0,5

1.25

Como se puede observar, primero se comparan los expuestos vs no expuestos en cuanto a quienes desarrollaron como desenlace enfermarse y luego se hace el mismo ejercicio con quienes no enfermaron nuevamente confrontando expuestos vs no expuestos.

Lo anterior significa que el contacto con los productos lácteos si se asoció a la aparición de Brucelosis en esta población ya que el resultado final fue superior a 1, y luego se puede concluir que el estar expuesto incrementó1.25 veces la probabilidad de enfermar con respecto a quienes no estuvieron expuestos, o dicho de otra manera los trabajadores operativos tuvieron 1.25 veces más riesgo de contraer Brucelosis con respecto a los administrativos, esto porque tienen mayor contacto con productos lácteos, que es el agente del cual se sospecha fue el causante de los casos positivos presentados en esta población trabajadora. (1)

2. RIESGO RELATIVO (RR): Se utiliza en estudios prospectivos, hace referencia a la incidencia en expuestos frente a la incidencia en no expuestos, es decir poder saber en cual grupo de sujetos se presenta la enfermedad con mayor frecuencia, para poder conocer cuál es el grupo de trabajadores prioritarios en nuestra intervención y se calcula de la siguiente manera:

	CASOS	CONTROLES
EXPUESTOS	**A**	**B**
NO EXPUESTOS	**C**	**D**

a/(a+b) / c/(c+d)

Siguiendo con el ejemplo anterior:
25/(25+40)/ 5/(5+10)
25/65 / 5/15

0,38 / 0.33

1.15

De lo anterior se puede interpretar que la Brucelosis es 1.15 veces más frecuente en los trabajadores expuestos es decir en los operativos con respecto a los no expuestos es decir en los administrativos.

Como se puede apreciar en el RR los que predomina es el número de casos entre expuestos y no expuestos, y se expresa como proporción ya que el numerador está contenido en el denominador, por un lado se obtiene el número de casos en la población total de expuestos y luego se procede a hacer lo mismo con los no expuestos, si es mayor a 1 indica que la exposición si es factor de riesgo para generar enfermedad, y si es menor a 1 se puede interpretar de manera similar al OR en el sentido en que la exposición se considera un factor protector.

El OR se utiliza principalmente en estudios retrospectivos porque lo que busca es determinar causalidad, es decir que tan responsable es la exposición a un factor de riesgo en la generación de la enfermedad, en cambio el RR se utiliza más en trabajos transversales y prospectivos ya que lo que compara es la incidencia entre dos grupos de sujetos, los expuestos al factor de riesgo y los que no, para conocer en cuál de ellos se presenta el mayor número de enfermos, recordar que la incidencia es el número de casos nuevos en un periodo de tiempo determinado, por lo que no sirve para estudios retrospectivos en donde no podemos hablar justamente de casos nuevos.

En conclusión, el OR se utiliza en estudios retrospectivos, mide el grado de asociación entre una exposición y un desenlace final, su foco principal es el estar o no estar expuesto, en cambio el RR se utiliza en estudios transversales y prospectivos, mide la probabilidad de presentar un desenlace dado que se ha estado expuesto a un factor de riesgo, su foco principal es el número de casos positivos para el desenlace de estudio, el OR se enfoca en el factor de riesgo, el RR en la enfermedad resultante.

3. RIESGO ATRIBUIBLE:

   Hace referencia al porcentaje de los casos presentados que se pueden asociar a la exposición a un factor de riesgo, se calcula de la siguiente manera: INCIDENCIA EN EXPUESTOS-INCIDENCIA EN NO EXPUESTOS X100, es decir que restaremos los valores que obtuvimos en el cálculo del RR: 0.38-0.33=0.05X100=5%

   Lo anterior se interpreta que el 5% de los casos de Brucelosis presentados en la empresa son ocasionados por la exposición al proceso de pasteurización de la leche. Mide en forma de porcentaje lo que el OR hace en forma de razón y el RR como proporción, las tres en conjunto se denominan medidas de asociación ya que como se mencionó al comienzo de este apartado relacionan exposiciones a factores de riesgo vs aparición de un desenlace. (2)

3. PROPIEDADES DE LAS PRUEBAS DIAGNOSTICAS

La gran mayoría de las enfermedades infecciosas, dependen de exámenes de laboratorio, y radiológicos para su diagnóstico, pero que tan confiables son las pruebas que utilizamos? Captan a la totalidad de los enfermos? Cuando los resultados son negativos tenemos la tranquilidad de descartar los casos? Para responder estas preguntas, es necesario conocer los términos Sensibilidad, Especificidad, Valor Predictivo positivo, Valor predictivo negativo.

1. Sensibilidad-Especificidad: La sensibilidad corresponde a la capacidad de una prueba de mostrar como enfermos a quienes realmente lo están, por su parte la especificidad muestra como sanos a quienes verdaderamente lo están, como se puede apreciar hacen referencia a la calidad de la prueba como tal.
2. Valor predictivo positivo y negativo: El valor predictivo positivo hace referencia a la probabilidad de que el sujeto esté enfermo dado que la prueba es positiva, el valor predictivo negativo por su parte muestra la probabilidad de que el sujeto esté sano dado que la prueba es negativa, como se puede apreciar hacen referencia a los sujetos.
   Para poder calcular estos valores se utiliza la tabla 2x2 mejor conocida como matriz de decisiones:

	Enfermo	**Sano**
Prueba positiva	**A**	**B**
Prueba negativa	**C**	**D**

Sensibilidad: a/(a+c) | Valor Predictivo Positivo: a/(a+b)
Especificidad: d/(b+d) | Valor Predictivo Negativo: d/(c+d)

Estos conceptos no solo se aplican a pruebas diagnósticas en medicina, en el ámbito ocupacional, se puede utilizar cuando creamos encuestas o herramientas de evaluación para aplicar a nuestros trabajadores, también son útiles al realizar mediciones ambientales tales como ruido, iluminación y material particulado.

Ejemplo: Se aplica un cuestionario a un grupo de trabajadores con el fin de conocer el nivel de riesgo de contraer Tétanos dado el estatus actual de su esquema de vacunación. Se considera que el riesgo es alto si el trabajador contesta afirmativamente al menos 3 de las 5 preguntas realizadas, los demás se consideran de bajo riesgo. Fueron en total 100 trabajadores estudiados, de ellos 25 cumplieron criterios de alto riesgo, a su vez se tomaron pruebas de antígenos confirmatorios resultando 7 muestras positivas, de ellas solo 1 en trabajadores categorizados de bajo riesgo de acuerdo a lo anterior:

	ENFERMOS	**NO ENFERMOS**
POSITIVO	**6**	**19**
NEGATIVO	**1**	**74**

Se consideran como POSITIVOS aquellos captados por la encuesta y ENFERMOS los que fueron captados por la prueba de antígenos, y queremos conocer la sensibilidad y especificidad de la encuesta como instrumento para captar aquellos sujetos que por tener alto riesgo de enfermar, se convierten en prioritarios para la empresa.

Sensibilidad: a/(a+c)
6/(6+1)
6/7
0.85 x 100
85%

INTERPRETACION: El 85% de los trabajadores enfermos de tétanos fueron captados como de alto riesgo por el cuestionario.

Especificidad: d/(b+d)
74/(19+74)
74/93
0.79 x 100%
79%

INTERPRETACION: El 79% de los trabajadores sanos fueron captados como de bajo riesgo por el cuestionario.

Valor Predictivo Positivo: a/(a+b)
6/(6+19)
6/25
0.24 x 100%
24%

INTERPRETACION: El 24% de los trabajadores que resultaron con riesgo alto en el cuestionario realmente están enfermos

Valor Predictivo Negativo: d/(c+d)

74/(1+74)

74/75

0.98x100

98%

INTERPRETACION: el 98% de las personas que arrojaron riesgo bajo en el cuestionario realmente están sanas.

La sensibilidad y la especificidad miden la prueba como tal en cuanto a su precisión para determinar el verdadero estatus de los sujetos: enfermos o sanos, es decir se enfocan en la prueba. Por su parte los valores predictivos positivos y negativos determinan la condición de los sujetos: enfermos o sanos dado que se les aplicó una prueba, es decir se enfocan en los sujetos. (3)

Cuando las pruebas muestran como positivos a personas que no están enfermas hablamos de FALSOS POSTIVOS, y cuando muestra como negativos a quienes no están sanos, hablamos de FALSOS NEGATIVOS. Aquella prueba que presente el mejor equilibrio entre sensibilidad y especificidad, y que a su vez presente la menor proporción de falsos positivos y negativos se considera como el "GOLD STANDAR" o "PATRON DE ORO" es decir la mejor prueba para detectar la enfermedad en estudio, cabe aclarar que el PATRON DE ORO no siempre es la prueba más utilizada ni la más recomendada por las guías de manejo médico ya que en muchas ocasiones su alto costo económico o riesgos de efectos adversos en los sujetos en los que se aplica, pueden disminuir su atractivo en la práctica médica cotidiana. Ej: para la detección del VIH el patrón de oro es el WESTERN BLOT, sin embargo, es una prueba costosa y de difícil montaje en laboratorios de nivel básico, por lo que se prefiere la prueba de ELISA más sensible y menos específica, pero más fácil de realizar e interpretar, dejando el WESTERN BLOT únicamente como confirmatoria en aquellos sujetos que presentaron ELISA (+)

4. CARACTERIZACION ESTUDIOS EPIDEMIOLOGICOS

Para investigar los diferentes eventos en salud en cuanto a su magnitud, causalidad, posibles desenlaces se utilizan diversos tipos de estudios que se pueden clasificar según su temporalidad, diseño y metodología de la siguiente manera:

1. Según Temporalidad: pueden ser retrospectivos, transversales y prospectivos, los retrospectivos buscan determinar causalidad, es decir se parte de sujetos enfermos y se pretende buscar la causa de su enfermedad, el ejemplo más frecuente lo son los de casos y controles, son útiles para determinar por ejemplo si los esquemas de vacunación incompletos fueron el causante de un brote de Hepatitis B al interior de un hospital. Por su parte los transversales miden la magnitud del evento en el presente por lo tanto son los más utilizados para determinar incidencia y prevalencia, en el caso anterior nos sirve para conocer cuántos casos de Hepatitis B se han presentado en la empresa (prevalencia) y cuántos de ellos se originaron en el último año que es cuando se detectó a través de los exámenes médicos ocupacionales que una proporción importante de los trabajadores no presentaban el esquema de vacunación completo (incidencia), son muy utilizados para planificar estudios más grandes, de mayor envergadura donde se tengan que realizar comparativos históricos antes y después de la aparición de la causa sospechosa de originar el evento que estamos estudiando, indagando por ejemplo si la causa sospechosa es estacional o si una determinada intervención para mitigar el evento estudiado ha sido efectiva. Por último, los prospectivos buscan determinar riesgo porque parten de sujetos sanos que se exponen a un factor de riesgo y se sigue en el tiempo para saber si enfermarán, el ejemplo más común son los estudios de cohortes, gracias a ello se ha podido determinar, por ejemplo, que las pobres condiciones higiénico sanitarias presentes en muchos países están relacionadas con una incidencia y prevalencia mayor de TBC vs los países desarrollados con mejor acceso al agua potable y al alcantarillado, esta conclusión fue posible gracias a numerosas cohortes que fueron seguidas prospectivamente en el tiempo comparando los casos que aparecían tanto en los países en vías de desarrollo como en los industrializados.
2. Según Diseño: Se clasifican en descriptivos y analíticos, los primeros son aquellos que buscan describir un fenómeno mas no lo intervienen y cuyos resultados no se pueden extrapolar a otras poblaciones, ejemplo: queremos conocer los hábitos de higiene de manos en trabajadores recolectores de basura con sospecha de Hepatitis B, la idea es no darles ninguna instrucción sobre cómo

deben comportarse, simplemente dejar que lo hagan naturalmente con el fin de evitar sesgos, por lo tanto no manipulamos los sujetos de estudio ni el fenómeno que estamos estudiando, los resultados obtenidos solo se pueden aplicar a esta población, ya que no podemos asegurar que todas las poblaciones de trabajadores recolectores de basura tengan exactamente las mismas conductas de esta población que estamos estudiando, así mismo en estos estudios no se utilizan grupos de control. Por su parte los estudios analíticos si manipulan los sujetos de estudio y sus resultados si se extrapolan a otras poblaciones, ejemplo: queremos determinar si el estar vacunados contra Hepatitis B, disminuye la probabilidad de contraer VIH, allí puedo tomar dos grupos de sujetos, uno será el de los vacunados y el otro de los que no lo están (aquí el investigador decide quienes conforman cada uno de los grupos por lo que se evidencia manipulación de los sujetos), en caso de que se concluya una relación positiva entre estas dos variables, podemos afirmar que en cualquier población en el que se pretenda replicar este estudio el resultado será siempre el mismo (se extrapola el resultado a otras poblaciones). Los ejemplos más frecuentes de este tipo de estudios lo constituyen los de Casos y Controles ya mencionados, en donde los casos son los sujetos que presentan la condición que estamos estudiando y los controles usualmente personas sanas que no presentan dicha condición, estos por lo general son retrospectivos y buscan establecer causalidad. Ej: Determinar asociación entre uso de tapabocas y aparición de COVID 19 en un grupo de conductores de camión, en este caso los casos son los sujetos enfermos y los controles pueden ser sus compañeros sanos, y miramos retrospectivamente cuál de los dos grupos fue el que utilizó el tapabocas de manera correcta antes de la infección. Por su parte los estudios de Cohortes son prospectivos ya que partimos de dos grupos de sujetos sanos, uno de ellos se expone a un factor de riesgo y el otro no, se sigue prospectivamente para saber cuál de los dos presentará el fenómeno a estudiar, Ej: Se toman dos grupos de trabajadores de la industria láctea uno de ellos ordeña vacas y el otro no y se quiere conocer si la labor de ordeño es factor de riesgo para presentar Brucelosis, en este caso lo que se mide ya no es la causalidad como en el ejemplo anterior, sino el riesgo de enfermar. Como se puede observar aquí si tienen grupos de control y el investigador realiza comparaciones entre estos y los sujetos que presentan la condición o factor de riesgo que se pretende estudiar.

3. Según Metodología: Se dividen en estudios experimentales y no experimentales, se diferencian en que en los experimentales se determina una variable independiente que es manipulada por el investigador con el fin de determinar su efecto en la variable dependiente, dicho de otra manera se cuenta con un grupo

de estudio que es manipulado con el fin de evidenciar el comportamiento que presente al respecto un grupo control, son muy utilizados para determinar por ejemplo asociación entre dos variables, ej: grado de correlación entre el uso de tapabocas y la aparición de COVID 19 en un grupo de conductores de camión en una empresa de cartón. Por su parte los no experimentales son aquellos en los cuales no se cuenta con una variable independiente, por lo tanto, no existe grupo control acercándose a lo que se busca investigar en los estudios descriptivos. (4)

5. SESGOS EN EPIDEMIOLOGÍA

En epidemiología, los sesgos se definen como errores, que presentados de manera sistemática es decir de forma continua y consistente, desvían los resultados de la realidad, induciendo al investigador a realizar conclusiones equivocadas sobre el fenómeno que se encuentra estudiando.

Los sesgos se clasifican en información, selección, y confusión.

Los de información hacen referencia a errores en la medición de las variables que se pretenden estudiar, la causa más frecuente son factores que influyen en la calidad de las mediciones que se hacen en uno de los grupos de estudio vs los demás, ejemplo: entre expuestos y no expuestos, enfermos y sanos etc, lo que origina una conclusión errónea sobre la influencia que ejerce la variable a estudiar sobre los sujetos objeto de la observación, en este caso se denomina error diferencial, ya que si la falla afecta por igual a todos los grupos estudiados se denomina no diferencial y en este caso no constituye como tal un sesgo, ya que si el error impacta por igual a todos los grupos, esto por lo general no se traduciría en una conclusión equivocada a favor de una población con respecto a las demás.

Ej: se pretende realizar un estudio de Casos y Controles para determinar la asociación de conductas inseguras en procedimientos quirúrgicos vs la aparición de Hepatitis B, los casos son trabajadores que reciben tratamiento farmacológico y los controles sus compañeros de área, una posibilidad es utilizar marcadores serológicos y notas de enfermería, si bien pueden tener errores , estos serían iguales para ambos grupos por lo que se consideraría como NO DIFERENCIAL, pero si me baso únicamente en un cuestionario, este haría que las personas enfermas tengan mayor capacidad de recordar los eventos, que las personas que no fueron diagnosticadas, lo que podría generar una sobrevaloración de la asociación en los enfermos por lo que sería DIFERENCIAL y constituiría un sesgo como tal que me lleva a sacar conclusiones erróneas. La mejor manera de controlar la aparición de este sesgo es utilizar pruebas objetivas con alta sensibilidad y especificidad de igual manera en todos los grupos de estudio, disminuyendo el uso de aquellos instrumentos que dependan de la memoria de los entrevistados o del componente emocional que le puedan colocar al fenómeno que se está estudiando.

Los de selección son más frecuentes en los estudios retrospectivos, sobre todo los de casos y controles, en donde se hace escogencia errónea de los sujetos que integrarán cada uno de los grupos a estudiar, la mayoría de las veces por desconocimiento de las características poblacionales de los sujetos susceptibles a enfermar, aunque también puede ser por factores ocultos de los sujetos que no los harían elegibles para el estudio. Ej: Se pretende establecer la relación entre desinfección de herramientas de trabajo y aparición de Tétanos en trabajadores agrícolas, se toman como casos trabajadores diagnosticados con Tétanos y como controles vecinos de las fincas vecinas a la empresa donde laboran los trabajadores, sin embargo, varios de los vecinos presentan cuadros alérgicos en piel por contaminación del agua del acueducto en días anteriores, por esta razón estas personas tienen una frecuencia de uso de agentes desinfectantes menor a la usual, por las reacciones que pueden generar, con base a lo anterior se puede producir una infravaloración de la asociación en los trabajadores enfermos. Una manera práctica de controlar este sesgo es utilizar la aleatorización ya que esto permite que si se presenta algún factor oculto que pueda desviar los resultados del estudio, este quedará distribuido de igual manera en todos los grupos, por lo que su impacto en los resultados finales será menor.

Los sesgos de confusión se constituyen cuando se valora de manera errónea una asociación entre un factor de riesgo y un desenlace, debido a la existencia de factores que no pueden ser controlados. Son más frecuentes en estudios descriptivos ya que los sujetos pueden tener diferentes niveles de exposición al factor de riesgo influenciados por factores socioeconómicos y culturales, diferente a los estudios analíticos donde el investigador puede controlar el nivel de exposición en cada uno de los grupos a estudiar. Este factor de confusión tiene una asociación causal con el desenlace objeto de estudio, es decir que también pueden generar el fenómeno, pero por mecanismos diferentes a los del factor de riesgo original que se está estudiando. Ej: Se pretende establecer si la profilaxis con antibióticos es un mecanismo eficaz de prevención de infecciones dermatológicas en recolectores de residuos, en este caso se pueden presentar lesiones cutáneas en trabajadores que recibieron la profilaxis, induciendo al investigador a concluir que la profilaxis es ineficaz ya que en los sujetos donde se suministró igual se presentaron sujetos enfermos, ignorando que el uso de antibióticos pueden generar reacciones alérgicas que a su vez pueden sobreinfectarse generando un efecto similar a aquellos sujetos que no recibieron el tratamiento e igual enfermaron. En este caso el factor de confusión fueron las reacciones alérgicas secundarias al uso de antibióticos, estas reacciones también pueden producir infección cutánea, pero por un mecanismo diferente al del contacto con los residuos que es el factor de riesgo original que se estaba estudiando. Una manera de controlar este sesgo es a través de la estratificación o del emparejamiento, un ejemplo es si voy a tomar un sujeto hombre de 35 años en un grupo, se asigna uno igual al otro (EMPAREJAMIENTO), o determinar categorías de sujetos, individuos entre 15-30 años, 30-40 años, menores de 5 años de experiencia laboral, entre 5-10 años etc. (ESTRATIFICACION).(5)

SISTEMAS DE VIGILANCIA EPIDEMIOLOGICA ENFOCADOS AL RIESGO BIOLOGICO

Los sistemas de vigilancia epidemiológica constituyen una de las herramientas más importantes a nivel de las organizaciones para gestionar los diferentes riesgos y eventos en salud que aquejan a la población trabajadora, incluso según la legislación de diferentes países, le otorga carácter de obligatoriedad como requisito para certificación de la empresa ante las autoridades de Trabajo.

Los Sistemas de Vigilancia Epidemiológica se definen como el proceso sistemático de recolección y análisis de información con el fin de ser utilizada en la implementación de estrategias de mitigación y control de riesgos o eventos en salud que afecten a la población trabajadora.

Aplicado al riesgo biológico y a las enfermedades infecciosas, según la Guía para Trabajadores Expuestos a Riesgo Biológico del Ministerio del Trabajo en Colombia, los agentes infecciosos se clasifican en cuatro categorías según lo muestra la TABLA 1.

RIESGO	DESCRIPCION
NIVEL 1	Riesgo individual y poblacional bajo, microrganismos con poca o nula capacidad de causar enfermedad en humanos.
NIVEL 2	Riesgo individual moderado, riesgo poblacional escaso: aquellos agentes que pueden causar enfermedad, pero tienen una probabilidad baja de presentar signos de gravedad.
NIVEL 3	Riesgo individual elevado, riesgo poblacional bajo: agentes que pueden causar enfermedad grave, pero tiene baja probabilidad de transmisión de un individuo a otro.
NIVEL 4	Agentes que pueden causar enfermedad grave y se transmiten entre individuos.

Tabla 1. Clasificación de los agentes infecciosos según el nivel de riesgo de causar enfermedad grave en humanos según el Ministerio de Trabajo de Colombia

Lo anterior es importante ya que nos permite conocer el nivel de prioridad que tenga el evento a intervenir, desde el punto de vista de Salud Pública el abordaje de un evento infeccioso a nivel comunitario contiene varias etapas: 1. Recolección de datos. 2. Detección de casos. 3. Notificación. 4. Clasificación de los casos. 5. Análisis de Información. 6. Intervención de los casos 7. Seguimiento a las intervenciones.

Para realizar la detección de casos, se debe saber primero que constituye un caso: Los casos se pueden clasificar según el nivel de confirmación de la siguiente manera: 1. SOSPECHOSO, cuenta con síntomas de la enfermedad. 2. PROBABLE, cuenta con síntomas de la enfermedad y los sujetos se localizan en el área geográfica donde se han reportado otros individuos enfermos de manera reciente. 3. CONFIRMADO: cuenta con síntomas de la enfermedad, los sujetos se localizan en el área geográfica donde se han reportado otros individuos enfermos de manera reciente, y cuenta con confirmación paraclínica. 4. CENTINELA: Caso relevante ya sea porque presenta el peor desenlace posible o porque presenta un comportamiento atípico de alto impacto a las estadísticas de la empresa.

Se puede realizar vigilancia pasiva donde se realizan reportes periódicos de los posibles casos presentados o activa donde el equipo de salud acude directamente a los lugares donde se encuentran los casos.

Un brote hace referencia a la aparición de casos de una enfermedad infecciosa por lo general en un área geográfica pequeña ejemplo en un barrio, localidad o vereda, en cambio una epidemia por lo general hace referencia a un área geográfica más extensa en donde el número de casos supera los promedios históricos en un periodo determinado de tiempo o cuando se presenta cualquier número de casos en un área geográfica donde usualmente no se presentan ej: aparición de enfermedades tropicales como malaria o fiebre amarilla en ciudades de clima frío y con alturas mayores a 2000 metros sobre el nivel del mar. Para conocer el cual es el promedio histórico se pueden utilizar dos herramientas: el canal endémico y la curva epidémica, el primero muestra la tendencia del evento que estamos estudiando (ascendente, estacional o descendente), segmentado en periodos de tiempo similares ej: mes tras mes, semana tras semana, año tras año etc. Se compone de los elementos de análisis que se muestran en la TABLA 2.

ELEMENTO DE ANALISIS	DEFINICION
Zona de éxito	Franja delimitada entre la línea basal o línea 0 y el límite inferior en cada unidad de tiempo estudiada.
Zona de seguridad	Franja delimitada entre el canal endémico propiamente dicho y el límite inferior en cada unidad de tiempo estudiada.
Zona de alarma	Franja delimitada entre el nivel superior de cada unidad de tiempo estudiada y el canal endémico propiamente dicho.
Zona de epidemia	Franja localizada por encima del nivel superior de cada unidad de tiempo estudiada.

Tabla 2. Elementos de analisis presentes en un canal endemico

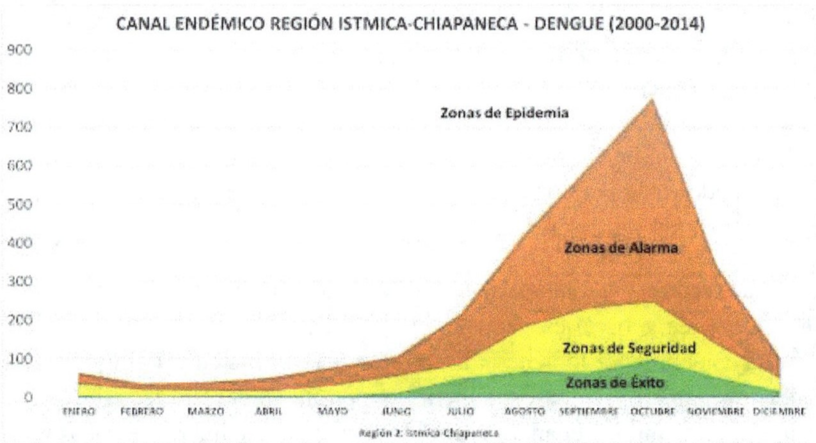

Figura 1. Ejemplo de canal endemico tomado de plataforma de vigilancia sindromica de vectores en salud humana del ministerio de salud de Mexico http://langif.uaslp.mx/desarrollo/dengue/index.php?do=istmica&mk=_canal

En la gráfica se evidencia que el periodo de tiempo seleccionado para realizar las mediciones es el mensual ya que se evidencia los cambios de la curva mes tras mes, lo que permite establecer comparativos y así determinar por ejemplo si el evento en investigación es estacional o si tiene un comportamiento uniforme a lo largo del año, lo que nos ayuda a definir si las estrategias preventivas o correctivas se deben aplicar se igual forma siempre o si requiere ajustes dependiendo de la época del año en las que nos encontremos.

Por otra parte, la curva epidémica se define como la representación gráfica del número de casos presentados de una enfermedad determinada de acuerdo a la fecha de aparición de la enfermedad, nos permite establecer el patrón de propagación del brote, la magnitud del mismo y la presencia de casos aislados, periodo de exposición e incubación de la enfermedad. Las mediciones también se pueden hacer como en el caso anterior en similares periodos de tiempo, ej: día tras día, semana tras semana, mes tras mes etc.

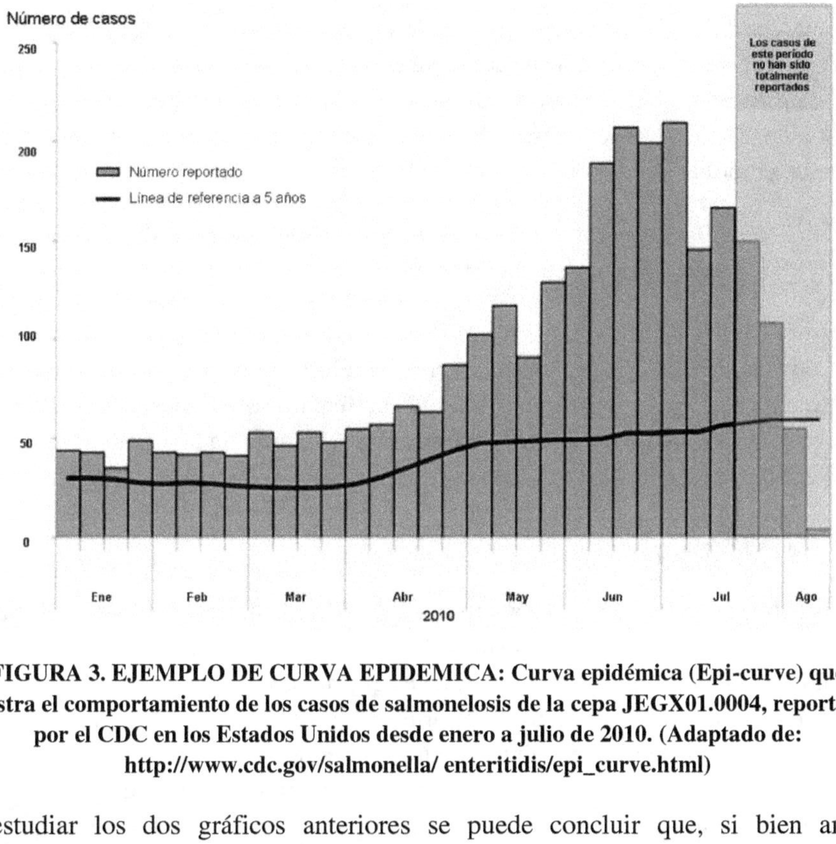

FIGURA 3. EJEMPLO DE CURVA EPIDEMICA: Curva epidémica (Epi-curve) que muestra el comportamiento de los casos de salmonelosis de la cepa JEGX01.0004, reportados por el CDC en los Estados Unidos desde enero a julio de 2010. (Adaptado de: http://www.cdc.gov/salmonella/ enteritidis/epi_curve.html)

Al estudiar los dos gráficos anteriores se puede concluir que, si bien ambas representaciones gráficas nos permiten conocer aspectos fundamentales del comportamiento epidemiológico de un brote o epidemia, la curva por lo general es más útil cuando se requiere seguimiento minucioso en periodos de tiempo más cortos ej: días, y cuando se estudian brotes nuevos o atípicos, en cambio el canal se utiliza más para episodios que son ya conocidos en el área geográfica estudiada y se hacen seguimientos en periodos de tiempo por lo general más prolongados. (6)

Como ya mencionó, los brotes se definen como un aumento del número de casos en un periodo corto de tiempo y en un área geográfica determinada contrario a las epidemias que se pueden extender por meses e incluso años y que se pueden presentar de manera simultánea en varios países o incluso continentes, cuando afecta a los cinco continentes, se considera pandemia. Para determinar la incidencia en estos eventos epidemiológicos se utiliza la tasa de ataque, allí se relaciona el número de casos nuevos dentro del brote o epidemia sobre la población expuesta en la(s) área(s) geográficas adecuadas. Se diferencia de la incidencia en que esta última tiene como denominador la población general, en cambio la tasa de ataque solo la población expuesta o con riesgo de enfermar. Ej: En una empresa de aseo laboran 20 trabajadores de los cuales 15 son operativos y los restantes 5 administrativos, en el último mes se diagnosticaron 3 casos de Tétanos, en este caso sabemos que quienes están expuestos o con mayor riesgo de enfermar son los operativos, por lo tanto, para calcular la tasa de ataque:

3/15: 0,2 x 100= 20% En este caso concluimos que el 20% de los trabajadores **EXPUESTOS enfermaron** en el último mes.

En cambio, la incidencia sería: 3/20=0.15x100= 15%. En este caso concluimos que el 15% de los trabajadores enfermaron en el último mes sin discriminar si estaban expuestos o no, para estudiar la magnitud de un fenómeno que afecte primordialmente a un grupo específico de la población tiene mayor relevancia la tasa de ataque ya que nos permite focalizar las intervenciones en la población que verdaderamente está afectada, en cambio si se trata de un fenómeno que compromete por igual a toda la población se prefiere la incidencia. (7)

La investigación de un brote o epidemia se inicia con la llegada del caso índice que es el primero en acudir a los organismos sanitarios con síntomas de la enfermedad en estudio, luego viene el caso primario que es el primero en contraer la enfermedad, la diferencia radica en que el índice es el primero que consulta, pero no necesariamente fue el primero en infectarse, se presentan casos en los cuales el primario demora su acceso al servicio de salud tal vez porque los síntomas iniciales fueron leves o por dificultades de movilidad entre otras causas. Luego viene el caso secundario que es aquel del cual se demuestra nexo epidemiológico con el primario. La unidad de análisis corresponde al (los) individuo (s) objeto de estudio, mientras la unidad de muestreo es el área geográfica donde se localizan las unidades de análisis. Ej: dos trabajadores diagnosticados con Tuberculosis (unidad de análisis), que laboran en un hogar de adultos mayores (unidad de muestreo). Los estudios más utilizados en la investigación de brotes y epidemias son los de Casos y Controles ya comentados anteriormente. Como ya se había mencionado, el caso centinela es aquel que presenta el peor desenlace que puede tener la enfermedad en estudio, por lo general la muerte o una discapacidad severa, y que obliga a la organización a tomar acciones inmediatas debido al alto impacto que tiene para las estadísticas tanto de morbimortalidad como de ausentismo al interior de la empresa, además de controlar el riesgo de que otros trabajadores también presenten desenlace fatal (8).

En cuanto al seguimiento e indicadores del SVE, este se determina de acuerdo al evento o riesgo que se esté interviniendo, ejemplo: si queremos hacer seguimiento a pacientes obesos es claro que los controles se deberán hacer de forma semestral o anual ya que este es un fenómeno que, por lo general, no se modifica en el corto plazo, en el tema que nos atañe que son las enfermedades infecciosas, por lo general se tratan de eventos agudos de corta duración, por lo que se recomienda que los seguimientos se realicen con periodicidades semanales o quincenales, esta es la frecuencia con la que por lo general las autoridades sanitarias realizan vigilancia epidemiológica a nivel de salud pública, en cuanto a los brotes infecciosos se refiere, estos seguimientos deben mostrar el comportamiento del brote, es decir si este tiende al decrecimiento y normalización o si por el contrario hacia el incremento y la propagación, con el fin de ajustar las medidas de control y mitigación implementadas, estos resultados se deben ilustrar de forma numérica ya que es la manera más practica de poder realizar comparaciones entre periodos de tiempo similares ej: semanas, meses, años etc. Esta medición numérica sobre el comportamiento de una variable o evento es lo que denominamos **INDICADORES**. Los más utilizados en el seguimiento de brotes infecciosos son: incidencia, prevalencia, tasa de ataque, seguidos a través de curvas epidemiológicas y/o canales endémicos, ya descritos.

CONCLUSIONES

Las enfermedades infecciosas constituyen eventos de alto impacto en las organizaciones en cuanto a morbilidad y ausentismo, su carácter transmisible exige controles más allá del individuo, y debe abarcar el ambiente, la comunidad e incluso el uso de las herramientas de trabajo, por lo que cualquier programa de intervención, debe ser integral. Los empleadores, los trabajadores y las autoridades sanitarias deben trabajar de manera articulada en la creación e implementación de planes de prevención e intervención de brotes infecciosos para garantizar un lugar más seguro para trabajar, además de propender por el bienestar de las comunidades. Se espera con esta obra haber brindado los elementos necesarios al personal de Salud Ocupacional para que puedan ejercer su rol al interior de las empresas de manera ágil y eficaz, logrando nuestro mayor objetivo: cuidar la salud de nuestros trabajadores.

REFERENCIAS

1. Odds ratio: aspectos teóricos y prácticos JAIME CERDA. (2013). 141, 1329–1335.
2. García Garmendia, J. L., & Maroto Monserrat, F. (Eds.). (s/f). Interpretación de resultados estadísticos Interpretation of statistical results.
3. Sierra Arango Fernando. La sensibilidad y especificidad: entendiendo su origen y utilidad real. Rev Col Gastroenterol vol.18 no.3 Bogotá Sep./Aug. 2003
4. V.Hernández. Estudios epidemiológicos: tipos, diseño, e interpretación. Enferm inflam intest dia. 2017; 16(3) :98---105
5. Mauricio Hernández-Avila, Ph.D.,[1] Francisco Garrido, M.C., M. en C.,[2] Eduardo Salazar-Martínez. Sesgos en estudios epidemiológicos. (S/f). Saludpublica.mx. Recuperado el 15 de febrero de 2025, de https://saludpublica.mx/index.php/spm/article/view/6262/7481
6. Torok Michelle. Curvas epidémicas. Enfoque en Epidemiología de Campo. Volumen 1 Número 5. North Carolina Center for Public Health Preparedness. https://nciph.sph.unc.edu/focus/vol1/issue5/1-5EpiCurves_espanol.pdf
7. Alejandra Moreno-Altamirano, C.D., M. en C, (1) Sergio López-Moreno, M.C.,(2) Alexánder Corcho-Berdugo, M.C. Principales medidas en epidemiología. salud pública de méxico / vol.42, no.4, julio-agosto de 2000 https://www.scielosp.org/pdf/spm/v42n4/2882.pdf
8. Ministerio de Salud de Colombia. Instructivo de atención epidemiológica de brotes de enfermedades inmunoprevenibles. https://www.minsalud.gov.co/sites/rid/Lists/BibliotecaDigital/RIDE/DE/Instructivo-atencion-epidemiologica-brotes.pdf

www.ingramcontent.com/pod-product-compliance
Lightning Source LLC
LaVergne TN
LVHW022304200926
848481LV00004B/1207
* 9 7 9 8 8 9 9 6 6 0 1 0 8 *